AF724719

FORMULAIRE
HYPODERMIQUE
ET OPOTHÉRAPIQUE

BIBLIOTHÈQUE NATIONALE R.F. IMPRIMÉS

Te 149 163

COLLECTION DES FORMULAIRES

à 3 fr. le volume cartonné

Formulaire des Médicaments nouveaux, par H. Bocquillon-Limousin. Introduction par le Dr Huchard, médecin des hôpitaux, 9e *édition*. 1898. 1 vol. in-18 de 306 pages, cart. .... 3 fr.

Formulaire des Alcaloïdes et des Glucosides, par H. Bocquillon-Limousin. Introduction par G. Hayem, professeur à la Faculté de Médecine de Paris. 1894, 1 vol. in-18 de 318 pages, avec figures, cart. .... 3 fr.

Formulaire de l'Antisepsie et de la Désinfection, par H. Bocquillon-Limousin, 2e *édition*. 1896. 1 vol. in-18 de 338 pages, avec figures, cart. .... 3 fr.

Formulaire des Médications nouvelles, par le Dr H. Gillet, ancien interne des hôpitaux de Paris, chef du service des maladies des enfants à la Policlinique de Paris. 1896. 1 vol. in-18 de 280 pages, avec figures, cart. .... 3 fr.

Formulaire des Régimes alimentaires, par le Dr H. Gillet. 1896. 1 vol. in-18 de 300 p., cart. .... 3 fr.

Formulaire d'Hygiène infantile individuelle, hygiène de l'enfant à la maison, par le Dr Gillet. 1898. 1 vol. in-18, 300 pages, avec figures, cart. .... 3 fr.

Formulaire de l'Hygiène infantile collective, hygiène de l'enfant à l'école, à la crèche et à l'hôpital, par le Dr Gillet. 1898. 1 vol. in-18, 300 pages, avec fig., cart. 3 fr.

Formulaire des Spécialités pharmaceutiques, composition, indications thérapeutiques, mode d'emploi et dosage, par le Dr Gautier, ancien interne des hôpitaux, et F. Renault, pharmacien de 1re classe, lauréat de l'Ecole de pharmacie. 1895, 1 vol. in-18 de 298 pag., cart. . 3 fr.

Formulaire des Eaux minérales, de la balnéothérapie et de l'hydrothérapie, par le Dr de la Harpe, professeur à l'Université de Lausanne. Introduction par le Dr Dujardin-Beaumetz, de l'Académie de médecine. 3e *édition*. 1896, 1 vol. in-18 de 300 pages, cart. .... 3 fr.

Formulaire des Stations d'hiver, des stations d'été et de climatothérapie, par le Dr de la Harpe. 1897, 1 vol. in-18 de 300 pages, cartonné. .... 3 fr.

Formulaire Dentaire, par le Dr N. Thompson, chirurgien-dentiste de la Faculté de Médecine de Paris. 1895, 1 vol. in-18 de 288 pages, cartonné. .... 3 fr.

Formulaire du Massage, par le Dr Norstrom. 1895, 1 vol. in-18 de 268 pages, cartonné. .... 3 fr.

FORMULAIRE

HYPODERMIQUE

ET

OPOTHÉRAPIQUE

BIBLIOTHÈQUE NATIONALE R.F. IMPRIMÉS

INJECTIONS SOUS-CUTANÉES

d'Huiles médicamenteuses
d'Essences, de Substances minérales, d'Alcaloïdes
de Sucs animaux, de Glandes, d'Organes et de Muscles.

PAR

LE Dr E. BOISSON
Officier d'Académie

ET

J. MOUSNIER
Pharmacien de 1re classe
Officier d'Académie

Avec 21 figures intercalées dans le texte

PARIS
LIBRAIRIE J.-B. BAILLIÈRE ET FILS
19, RUE HAUTEFEUILLE, PRÈS DU BOULEVARD SAINT-GERMAIN

1899

Tous droits réservés

AU DOCTEUR J. ROUSSEL

Auteur de la *Transfusion directe du sang.*
(1865-1887, Genève.)

Créateur de toute la *Méthode d'injections huileuses.*
(1863-1897, Paris.)

HOMMAGE DE SES ÉLÈVES

Dr BOISSON. J. MOUSNIER

FORMULAIRE HYPODERMIQUE ET OPOTHÉRAPIQUE

INTRODUCTION

Montrer l'inutilité des précautions antiseptiques poussées à l'excès, qui éloignent tant de médecins de la pratique hypodermique; faire disparaître les impedimenta qui arrêtent la médecine hypodermique en son essort; mettre sous les yeux du médecin les services qu'elle est appelée à rendre; signaler les bienfaits si grands et encore méconnus qu'on est en droit d'attendre d'elle; tel est le but que nous nous sommes proposé.

Voici bientôt dix années que nous nous consacrons à l'étude de l'hypodermie, recherchant avec soin quelle est la meilleure instrumentation, quel est le mode opératoire supérieur aux autres, quelles sont les formules qui, selon l'expression technique de notre maître le Dr J. Roussel, fournissent à la thérapeutique des médicaments injectables, dans l'acception propre du mot; quelles sont au contraire, celles que l'on doit rejeter comme douloureuses, nuisibles, et, disons le mot, comme dangereuses.

C'est grâce à l'expérience acquise par des recherches assidues et non interrompues, qu'il nous est permis de proclamer que, jamais (car, en dix années de pratique, nous n'avons point eu un seul abcès consécutif aux injections), il n'y aura pas à redouter la moindre complication, si on se conforme aux indications que nous allons donner.

Nous n'entendons point déclarer la guerre à l'antisepsie; mais nous dirons hautement qu'en hypodermie on exagère de telle façon les précautions qu'on rend la pratique des injections sous-cutanées difficile, pour ne pas dire impossible.

Il est bon qu'on sache, une fois pour toutes, que le praticien qui emploiera hypodermiquement des médicaments préparés spécialement pour être injectés sous la peau, des médicaments expérimentés déjà, avec soin, sur l'homme, qui se servira d'une seringue réunissant toutes les qualités décrites, de si scrupuleuse façon, par le Dr Roussel, celui-là se trouvera à l'abri de tout accident consécutif à l'injection.

Nous voulons expliquer comment doit procéder le médecin, qu'il soit au lit du malade ou en son cabinet, et nous pouvons lui assurer, s'il veut adopter, sans réticences, notre manière d'opérer, une réussite complète en cette minuscule opération dont une partie du corps médical s'effraie encore, et bien à tort.

Nous voulons lui donner l'assurance qu'au lieu de voir les malades le fuir, comme le prétendent certains maîtres qui n'ont pas craint d'écrire que la *pratique hypodermique était le meilleur moyen de faire le vide en un cabinet médical*, il aura, au contraire, des malades qui deviendront ses amis, et qui *seront les premiers à réclamer la piqûre bienfaisante.*

Si vous avez affaire à un homme, vous le priez de mettre bas ses chausses et vous le placez, ensuite, de façon à avoir sa hanche en pleine clarté. Vous vous emparez d'un pli de la fesse en l'attirant fortement à vous, après l'avoir saisi entre le pouce et l'index de la main gauche.

Pendant cette manœuvre et, le plus souvent, sans que le malade en ait le moindre soupçon, ayant dans la main droite la seringue, que vous tenez comme si c'était une plume à écrire, vous enfoncez profondément l'aiguille, qui doit, après avoir traversé le derme, se trouver dans la région sous-cutanée au-dessus du premier plan musculaire. C'est dans cette région, littéralement inondée de capillaires, que se fait le plus aisément l'échange des matériaux avec les milieux ambiants; c'est donc là, par conséquent, que va s'opérer l'absorption des matières médicamenteuses que vous injectez.

Ce premier temps opératoire rapidement accompli, vous laissez retomber le pli formé, votre aiguille se trouve ainsi recouverte entièrement, jusqu'au talon; vous la maintenez à l'aide de l'index de la main gauche, et vous poussez plus ou moins vite le liquide contenu dans la seringue.

Vous faites un léger massage.

Comme, généralement, on a à injecter deux médicaments consécutivement chez le même malade, et dans la même région, vous renouvelez la même opération à trois ou quatre centimètres de cette première piqûre.

Ces piqûres se font toujours sur une ligne verticale partant du milieu du bord supérieur du bassin, pour se terminer à la partie inférieure de la fesse.

Il est de toute nécessité de se servir d'aiguilles longues, de trois, quatre et même cinq centimètres de longueur. Elles doivent être en acier; il faut bien se garder de les passer à la flamme de l'alcool.

Si vous vous trouvez en face d'une femme, après avoir prié la patiente de soulever robe et jupons, vous entrouvrez l'ouverture latérale du pantalon et, par cette ouverture exactement placée sur la ligne opératoire, vous pratiquez comme nous venons de le dire plus haut.

Vous opérez absolument de la même façon; choisir parmi les aiguilles, les plus longues, le tissu graisseux de la femme étant, en général, d'une plus grande épaisseur.

Parfois, il arrive qu'à une première consultation la femme se refuse à cette petite manœuvre : relever son jupon, montrer sa hanche lui répugne; il est bon de ne pas insister, elle reviendra d'elle-même le lendemain. La question de pudeur offensée se résume, le plus souvent, à ce que, n'ayant pas prévu cette incursion en ses dessous, elle craint d'exhiber un pantalon ou une chemise dont la blancheur laisserait à désirer. La femme a de ces pudeurs et certaine coquetterie qu'il est bon de ne point froisser.

Pour tout dire, cependant, il est bon d'ajouter qu'il convient, avant et après chaque opération, de prendre quelques menues précautions et, tout particulièrement, quand on a fait usage de solutions aqueuses, il faut nettoyer seringue et aiguille. La chose est des plus simples. La seringue étant remplie d'eau bouillie refroidie, on y adapte l'aiguille et on chasse, d'un coup de piston, le liquide contenu dans le corps de pompe. On renouvelle cette opération trois ou quatre fois de suite.

Au lieu d'eau bouillie, on peut se servir avec avantage d'eau aseptique à l'eucalyptol; mais, pour notre part, nous nous servons d'eau bouillie, et encore, vient-elle à manquer, nous nous contentons d'eau filtrée.

Si vous injectez de l'huile, les médicaments à véhicule huileux étant par eux-mêmes d'une asepsie parfaite, il suffit de laver *intus et extra* l'aiguille et la seringue avec de l'huile aseptique.

Ces précautions si simples suffisent, bien entendu, quand le médecin injecte des solutions aqueuses, telles que arséniate, phosphate, fer, etc., ou des solutions huileuses d'eucalyptol, de phosphore, etc., qui sont d'une application journalière.

Nous n'avons point, en effet, cru devoir employer jusqu'ici, pour les maladies que nous soignons hypodermiquement, — chloro-anémie, tuberculose, etc. — les sucs empruntés aux tissus animaux. Là, peut-être, ou mieux, assurément, les précautions les plus minutieuses sont à prendre. Mais, ici, il ne doit être question ni de telles préparations, ni de leurs procédés d'emploi ; car tout cela fera l'objet d'un formulaire spécial.

Cette médication, l'OPOTHÉRAPIE, heureuse appellation due à notre maître, le professeur Landouzy, n'a pas encore donné tous les résultats qu'on est en droit d'en attendre. Cette branche de la science médicale n'est encore qu'un minime rameau, dont le développement se poursuit sûrement, mais lentement. Des causes diverses, nombreuses, que je ne veux essayer, ici, ni de rechercher, ni d'expliquer, l'empêchent encore de porter tous ses fruits.

Pratiquant la médecine hypodermique depuis de longues années ; ayant obtenu, grâce à ce mode de traitement, des résultats fort heureux, nous nous croyons simplement autorisés à convier le corps médical à entrer en cette voie.

Nous leur dirons : Chaque fois que, dans votre clientèle, vous vous trouverez en présence de malades ayant un estomac rebelle, intolérant, non seulement vis-à-vis des aliments, mais aussi à l'encontre de la plus légère des médications, — ces cas, hélas ! sont *fréquents*, — vous aurez la ressource de la voie sous-cutanée, qui, employée judicieusement, avec un peu de persistance, vous donnera la douce satisfaction de voir vos malades revenir à la vie, comme par enchantement ; de leur redonner un estomac tolérant et pour les aliments et pour certaines médications souvent utiles, et dont l'incompatibilité avec la méthode hypodermique est manifeste.

En présence d'une maladie chronique, *bronchite spécifique* ou non, etc., nécessitant l'ingestion d'une médication longue et variée, nous n'hésitons pas à demander et pour le malade, et pour son estomac, une trêve de toute absorption par la bouche, et nous conseillons, hardiment, la méthode hypodermique.

Nombre de nos malades supportent depuis des

années, quelques-uns depuis cinq ans, des injections sous-cutanées, que l'on suspend pendant six semaines, pendant un mois, pendant une semaine, de temps à autre et selon le malade; tous s'en trouvent bien, et aucun d'eux, aujourd'hui qu'ils en reconnaissent les bienfaits, ne voudrait d'autre médication.

Vouloir citer tous les cas en lesquels l'hypodermie s'imposera peu à peu, et chaque jour de plus en plus, serait un long travail; mais, vienne le moment où le médecin ayant pleine confiance en la seringue qu'il manie, en la solution que lui livre le pharmacien ; — qu'il prenne peu ou prou de précautions d'asepsie ou d'antisepsie, plutôt beaucoup, pour qui croit la chose indispensable; — nous osons affirmer que le médecin pratiquant, avec notoriété, les injections hypodermiques se réservera des satisfactions intimes et apportera à ses malades un bien-être souvent inespéré.

Voilà ce que nous pensons de la médecine hypodermique, à la pharmacopée de laquelle, depuis de si longues années, l'un et l'autre nous avons consacré notre temps, et qui, nous l'espérons, dans un avenir proche, deviendra la médecine pratique, grâce à cette force immuable du progrès, qui s'impose, toujours, malgré tout et malgré tous.

Dr Boisson. — J. Mousnier.

PREMIÈRE PARTIE

TECHNIQUE HYPODERMIQUE

La méthode hypodermique fait, chaque jour, de nouveaux adhérents. Le praticien, en effet, trouve en cette nouvelle manière d'administrer les médicaments de réels avantages. L'action du remède injecté sous la peau est presque instantanée; sa puissance est beaucoup plus grande; l'estomac est respecté et l'on sait de quelle valeur est ce fait, en bien des cas.

En employant la méthode hypodermique, non seulement on arrive à combattre la douleur momentanée, mais encore à vaincre certaines diathèses, à améliorer certains états morbides, à guérir diverses affections; et son pouvoir est tel que l'on pourrait affirmer qu'elle lutte contre la mort elle-même, car elle permet de retarder, en certains cas, l'instant fatal qui doit nous séparer des êtres qui nous sont chers.

I. — ACTION PHYSIOLOGIQUE ET APPLICATIONS THÉRAPEUTIQUES.

Un consciencieux mémoire, émanant de la Société chirurgicale de Londres, nous fournit de précieux renseignements sur l'action physiologique et l'application thérapeutique des injections sous-cutanées :

1° L'action des médicaments, au point de vue thérapeutique et physiologique, est la même que s'ils étaient administrés par les voies ordinaires;

2° L'absorption en est bien plus rapide. Les effets sont de beaucoup plus prompts que quand on emploie les médicaments par la bouche ou par le rectum;

3° Que l'injection soit faite au point même où se trouve localisée l'affection morbide, ou en un endroit voisin, ou en tout autre endroit du corps, l'effet est aussi prompt;

4° Ce qui constitue, pour cette méthode, de réels avantages, c'est la rapidité et la sûreté dans l'action, l'intensité dans les effets, l'emploi du médicament à doses moins massives, la faculté de l'administrer et la possibilité d'éviter des résultats désagréables;

5° Il est seulement nécessaire, au point de vue de l'application, de n'employer que des substances absolument neutres et limpides, afin d'éviter les accidents locaux.

« En ce qui concerne la méthode hypodermique, qui prend de jour en jour une extension de plus en plus grande, ajoute le même rapport, on en arrivera à ceci, que chaque famille, et même que chaque membre d'une même famille, possédera sa seringue à injections hypodermiques pour son usage particulier.

« Ce qui constitue, pour cette méthode, de réels avantages, c'est la rapidité et la sûreté dans l'action, l'intensité dans les effets, l'emploi du médicament à doses moins massives, la faculté de l'administrer et la possibilité d'éviter les résultats désagréables (1). »

Le Dr Jousset de Bellesme, de son côté, conclut en ces termes une fort intéressante publication sur la matière :

« 1° Le tissu cellulaire sous-cutané absorbe rapidement la substance injectée à l'aide de cette méthode; les physiologistes n'ont plus besoin, dans le cours de leurs expériences, de faire avaler à un animal un poison, que, le plus souvent, il vomissait au bout d'un instant; ils lui injectent une solution concentrée directement sous la peau.

(1) Société chirurgicale de Londres.

« L'expérience a démontré qu'on obtient une action plus régulière et plus constante par les injections sous-cutanées que par les méthodes ordinaires. Ceci est tellement vrai que l'on peut affirmer que, dans presque tous les cas, il est permis de produire avec une dose déterminée de médicament un effet constant et voulu, en un espace de temps très court et presque voulu.

« C'est là une raison majeure et déterminante pour classer les injections hypodermiques au nombre des meilleurs agents thérapeutiques ;

« 2° Pour employer en injection hypodermique une substance toxique ou médicinale, il faut qu'elle soit suffisamment soluble pour qu'on ne soit pas dans l'obligation d'avoir recours à un acide, car l'injection ne doit être ni corrosive, ni irritante ;

« 3° Enfin, il est encore un point sur lequel il faut attirer l'attention du praticien : c'est qu'il ne doit injecter aucune substance susceptible d'être précipitée soit par les chlorures alcalins, soit par l'albumine.

« Les sérosités albumineuses que contiennent les mailles du tissu cellulaire détermineraient, en effet, dans ce cas, une double décomposition dès les premières gouttes de l'injection, et le médicament resterait sans action et sans effet ;

« 4° La dose du médicament doit être inférieure à celle que l'on administrerait, soit sous forme de pilules, soit en potion ; car l'absorption étant plus rapide et plus sûre, il pénètre réellement dans l'économie une quantité plus considérable de matière active ;

« 5° L'extension qu'a prise, en peu de temps, cette méthode si rationnelle, si simple, impose le devoir de la recommander. »

« L'éloge du procédé n'est plus à faire, dit le Dr Landouzy, les nombreux avantages de la méthode ne sont pas contestables, et il y a, de ce côté, un véritable progrès réalisé.

« Il ne faudrait pourtant pas que la méthode hypodermique fît venir en discrédit et en oubli les autres procédés de médications. »

J. Roussel (1) s'exprime ainsi :

« De parti pris, j'interdis toute médication par la bouche, car je tiens pour certain que tous les antiseptiques à doses actives sont offensants pour l'organe digestif et nuisent à la nutrition. Je réserve l'estomac pour une alimentation spéciale, que je nomme *fractionnaire*. »

Plus tard, J. Roussel écrit encore :

« La méthode hypodermique est la seule qui puisse conduire à la thérapeutique générale antiseptique. — Je crois aussi qu'elle conduira au traitement spécifique efficace de la phtisie tuberculeuse, type des maladies microbiennes septiques.

« L'injection sous-cutanée exige l'asepsie dans l'administration de tous les médicaments généraux ; elle garantit aussi la fidélité d'action des agents antiseptiques, désinfectants et antimicrobiens. Par ce procédé, la *thérapeutique antiseptique* devient pareille à la *chirurgie antiseptique*, qui est garantie par l'asepsie de son instrumentation.

« En hypodermie, si la seringue ne réalise pas la propreté idéale, si elle injecte de l'air impur, si la solution contient des algues ou des mucédinées, ou des poussières, ferments et microbes ; si le véhicule n'est point *stérile;* si le médicament n'est pas *neutre* aux tissus, *absorbable* et absolument aseptique, l'injection sous-cutanée sera suivie d'accidents inflammatoires, infectieux et septiques, de douleur, d'induration, de suppuration, de phlegmon et de nécroses superficielles ou profondes.

« La solution ne doit être ni caustique, ni acide, ni septique, elle doit encore être entièrement *assimilable*.

« Il est évident que si le médicament n'est point as-

(1) J. Roussel, *Essais sur l'antisepsie médicale du poumon*, travail lu en 1884 à la Société médicale de l'Elysée.

similable, il est inutile, puisqu'il ne pénètre point dans l'organisme, et il est nuisible, ne serait-ce qu'en demeurant dans les tissus comme un corps étranger.

« La preuve en a été fréquemment donnée dans des nécropsies de phtisiques, traités par des injections à la vaseline. La vaseline, inassimilable et inassimilée, a été retrouvée en nature, enkystée, ou diffusée dans les interstices musculaires, ayant développé, autour d'elle, des accidents inflammatoires évidents.

« Le médicament doit être *soluble* ; c'est une erreur d'espérer que le médicament insoluble, injecté en masse, pourra ne se transformer et ne se dissoudre que progressivement, et, pour ainsi dire, au gré d'une sorte de thérapeutique spontanée ; il suffit d'une irritation, d'un choc, d'un massage, faisant affluer autour du lieu de l'injection une quantité plus grande de la lymphe chlorurée normale pour que, subitement, la masse de substance insoluble se transforme en matière nocive et dangereuse, soluble, caustique et toxique. Tel est ce qui se passe pour le calomel, qui est transformé en sublimé. »

Roussel a créé le terme *injectable* pour désigner les solutions qui possèdent toutes les qualités qui conviennent à l'injection sous le derme.

II. — LA SERINGUE

La première chose que doit faire le médecin, c'est de s'assurer de la seringue.

Seringue de J. Roussel. — Nous pouvons l'affirmer, après avoir essayé toutes les seringues parues, et il n'est pas un modèle qui ne nous soit passé par les mains et dont nous n'ayons usé, c'est à la *seringue de Roussel, à la seringue en celluloïd transparent* (fig. 1 à 4), que nous avons donné la préférence.

La transparence totale de cette seringue garantit son

asepsie, assurée par ce fait que le celluloïd, non poreux, est inaltérable au contact des liquides usités dans les injections.

L'*alcool pur* et l'*éther*, évidemment, ne sauraient être injectés à l'aide de cette seringue. Mais nous con-

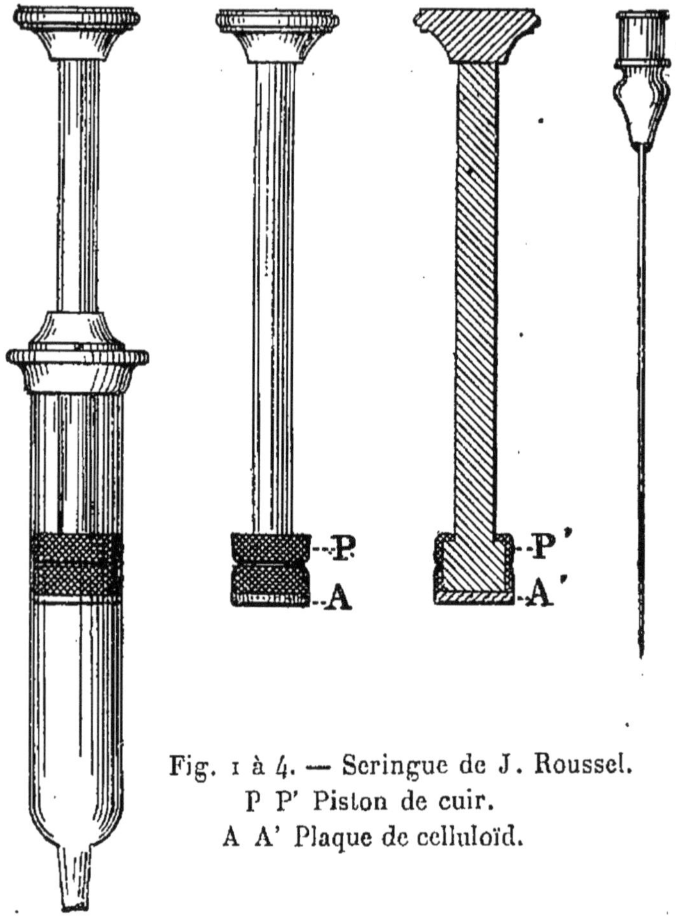

Fig. 1 à 4. — Seringue de J. Roussel.
P P' Piston de cuir.
A A' Plaque de celluloïd.

sidérons ces deux liquides comme médicaments non *injectables*. En admettant même qu'on veuille les considérer autrement, ce sont les deux seuls liquides qui fassent exception et pour lesquels serait impropre la seringue en celluloïd de Roussel.

Biologistes et bactériologistes ont accusé le *cuir des pistons* de contaminer les seringues ; dès lors sont venus les pistons d'*amiante* et de moelle de *sureau*, si peu pratiques que, déjà, ils sont abandonnés, on peut dire avant même d'avoir été utilisés. Roussel a tourné ou mieux vaincu la difficulté ; il a placé, en *avant* du *piston de cuir*, une *plaque de celluloïd* exactement ajustée au calibre du cylindre de la seringue. Le liquide ainsi injecté est, presque entièrement, préservé de tout contact douteux.

La série des seringues de Roussel comprend des seringues de 1, 2, 3, 4 et 5 centimètres cubes.

Pour nous, la seringue de Roussel est certainement la *plus pratique*, la *plus simple*, la *plus facile à manier*, la *moins difficile à aseptiser*. Pour la tenir en état de propreté parfaite, il suffit, *avant* et *après chaque opération* :

1° De laver la seringue une fois ou deux avec l'*eau aseptique eucalyptée*, si elle sert aux injections à véhicule aqueux ;

2° De laver la seringue avec l'*huile aseptique eucalyptée*, si elle sert aux injections à véhicule huileux.

Nous devons cependant reconnaître que la SERINGUE CELLULOID de ROUSSEL n'est pas la seule qui puisse être utilisée et nous comprenons aisément que d'autres praticiens aient certaines préférences pour une instrumentation différente que celle que nous venons de décrire.

Seringue de Luer. — La seringue de LUER, par exemple, a de nombreux partisans.

Le 3 novembre 1894, le Dr MALASSEZ présentait cette seringue à la Société de biologie dans les termes suivants : « Ces seringues en verre, spéciales et recuites avec grand soin, peuvent supporter de hautes températures sans se casser ; je l'ai vérifié. Ce nouveau type de seringue a donc de grands avantages, il est très simple, fonctionne admirablement, peut être stérilisé facilement par tous les moyens possibles. »

M. le professeur Paul Berger a, dans les mêmes termes, présenté la seringue de Luer à l'Académie de médecine.

Elle se compose (fig, 5 à 8) : d'un corps de pompe représenté par un tube cylindrique en cristal et bien calibré, et sur la paroi duquel sont gravées des graduations, trop nombreuses à notre avis ; d'un piston en cristal plein, poli à l'émeri et pénétrant à frottement dans le corps de pompe ; d'une aiguille en platine irridié, courte ou longue, s'adaptant au corps de pompe.

fig. 5

fig. 7

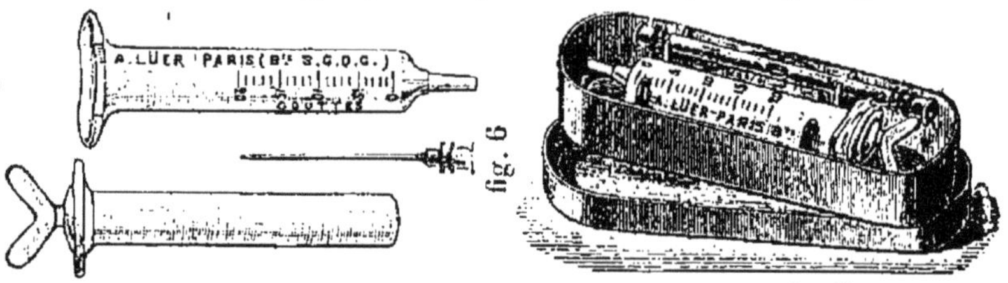

fig. 8

Fig. 5 à 8. Seringue de Luer. — Fig. 5. Corps de pompe. — Fig. 6. Aiguille. — Fig. 7. Piston en cristal. — Fig. 8. Seringue dans son étui.

Outre ces qualités générales, elle offre deux avantages particuliers d'un intérêt considérable :

1° Par la perfection de son calibrage, condition essentielle de son bon fonctionnement, elle assure l'exactitude quantitative des injections ;

2° Son piston étant inaltérable et toujours apte à servir, sans le secours d'aucune matière onctueuse, elle enlève au malade tout souci sur la pureté du liquide injecté, et au médecin toute inquiétude sur l'état de sa seringue au moment de l'utiliser.

Seringue de Créquy. — Il y a quinze ou seize ans déjà, que, préoccupé d'éviter la contamination des liquides injectés par le contact des pistons, M. le Dr Créquy a imaginé une seringue dont il a confié la fabrication à M. Aubry. Cette seringue est toujours employée par son auteur et aussi par un certain nombre de praticiens.

Cette seringue n'est pas sans analogie avec celle recommandée par Koch, et peut-être l'a-t-elle inspirée.

C'est une seringue toute en verre (fig. 9), sans piston; stérilisable par conséquent.

Elle se compose:

1° d'un corps de pompe en verre d'un centimètre cube de capacité, divisé en 20 parties;

2° d'une petite poire en caoutchouc, pour faire l'aspiration du liquide et pour en faire l'expulsion. Une fois chargée de liquide, l'aiguille de cette seringue est enfoncée dans les tissus et le liquide d'injection se trouve être chassé dans le tissu cellulaire, au moyen de la poire, avec une pression plus ou moins forte.

L'inconvénient de cette seringue, ainsi que de ses congénères, réside en ce qu'on ne peut l'employer pour les injections à base d'huile d'olive (dissolution du caoutchouc), pour les injections intra-veineuses (introduction d'air), pour les injections profondes (manque de pression).

Cependant, si on opère avec précaution, on peut éviter au liquide de se trouver en contact avec le caoutchouc.

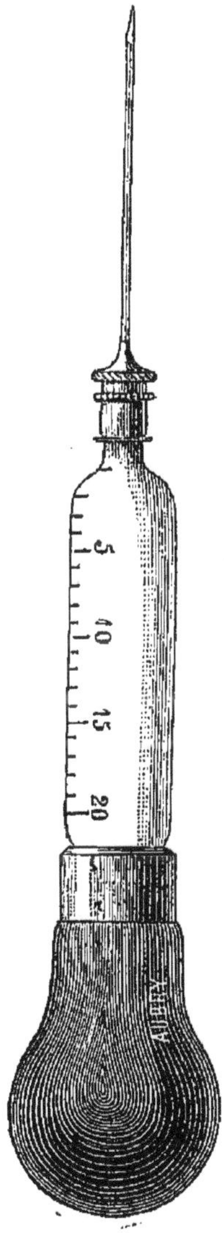

Fig. 9. — Seringue de Créquy.

Le tout, comme pour la seringue de ROUSSEL et pour bien d'autres instruments, est de savoir s'en servir, et de vouloir bien prendre la peine d'apprendre à s'en servir.

En somme, comme l'a dit lui-même le Dr CRÉQUY à

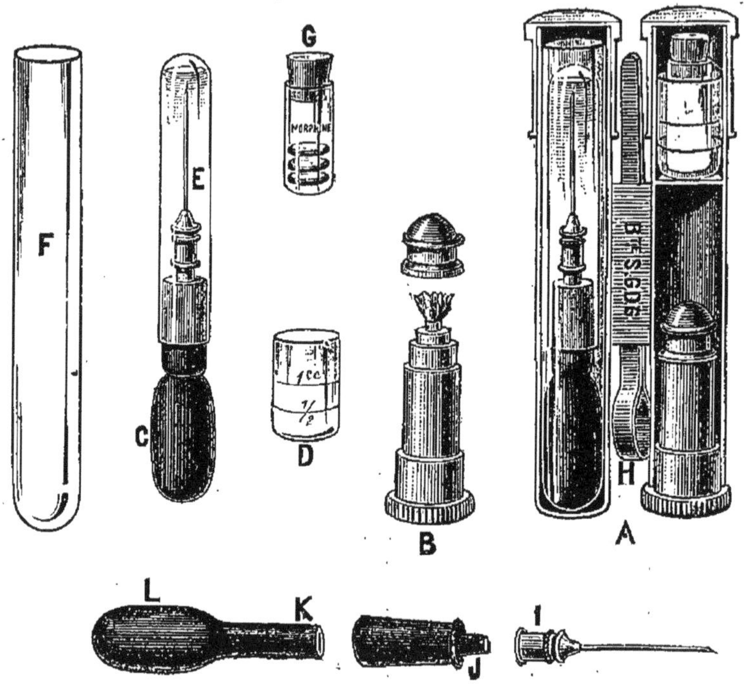

Fig. 10.— Injecteur de Mareschal complet, avec tous ses accessoires, vus séparés et vus réunis dans le double étui. — A. Etui métallique. — B. Lampe à alcool. — C. Ampoule. — D. Verre gradué. — E. Tube en verre, dit tube protecteur. — F. Tube à essai. — G. Flacon, contenant la matière médicamenteuse sous forme de lentilles. — H. Pince destinés à tenir le tube à essai au-dessus de la lampe. — I. Aiguille creuse. — J. Embout en ébonite ou en aluminium. — K. Queue de l'ampoule. — E. Ampoule de caoutchouc.

la Société de thérapeutique, séance du 24 avril 1895, j'ai surtout cherché à réaliser un petit instrument pratique et peu onéreux; il suffit de le faire bouillir dans l'eau pour le stériliser et le caoutchouc se conserve bon.

Injecteur de Maréschal. — L'injecteur de Mareschal semble dériver aussi de la seringue de Créquy.

Cet injecteur se compose de trois éléments essentiels :

1° Une ampoule en caoutchouc L (fig. 10) de la capacité d'un centimètre cube, dont la queue K présente un canal très étroit ;

2° Un embout J en ébonite ou en aluminium, que vient coiffer très hermétiquement la queue K, percé d'un ca-

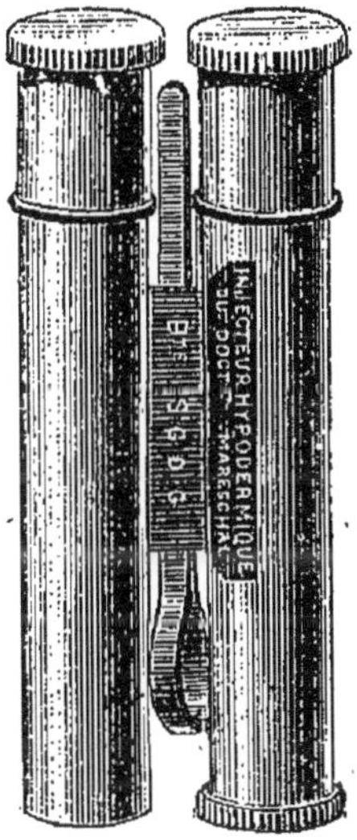

Fig. 11. — Injecteur de Mareschal, vu dans le double étui fermé.

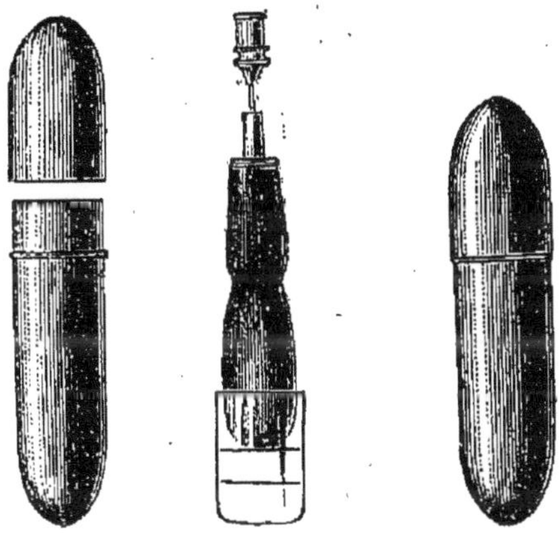

Fig. 12. — Injecteur de Maréschal, contenant seulement l'injecteur et son aiguille, qui est toujours en platine iridié.

nal central et terminé par un ajutage exactement semblable à celui des seringues de Pravaz ;

3° Une aiguille creuse I du modèle ordinaire.

Les objections à faire à ce dispositif étaient les suivantes :

Inconvénient commun à tous les objets en caoutchouc

qui ne tardent pas à se durcir et à perdre leur élasticité, et qui ne peuvent servir aux injections huileuses.

Humidité constante de la cavité et de l'ampoule et par conséquent du canal de l'aiguille ; par suite, oxydation rapide de celle-ci ;

Développement possible de végétaux cryptogamiques dans la cavité de l'ampoule, ou entre le caoutchouc et l'embout.

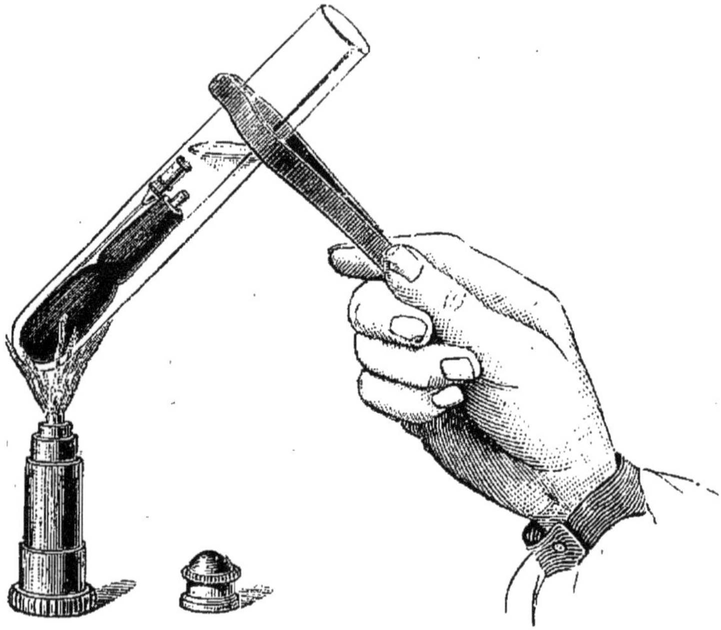

Fig. 13. — Façon de procéder pour la stérilisation de l'injecteur et de son aiguille.

L'auteur croit avoir résolu ces difficultés par les moyens suivants :

Il laisse en permanence les trois éléments de l'injecteur en contact avec un liquide que l'on trouve partout, ce qui a pour résultat d'entretenir constamment l'élasticité du caoutchouc, et de s'opposer à toute oxydation de l'acier.

Quant aux végétaux cryptogamiques, en admettant qu'ils se produisent, il les détruit en faisant bouillir le petit appareil dans un simple tube à essai.

Le liquide employé est : soit une solution aqueuse à 2 o/o de carbonate, ou bicarbonate, ou borate, ou ben-

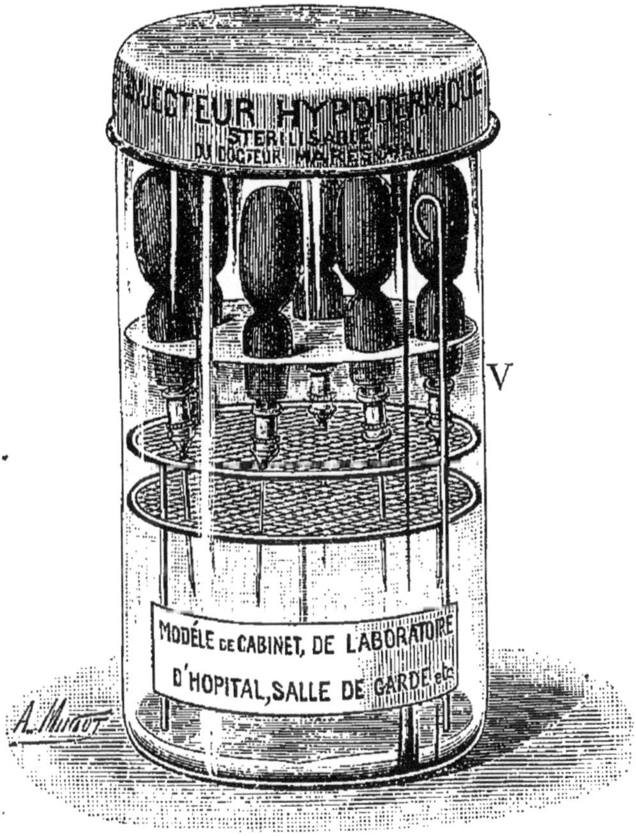

Fig. 14. — Bocal spécial disposé pour recevoir un nombre indéterminé d'injecteurs munis de leurs aiguilles. — V. Vase.

zoate de soude, soit une solution alcoolique de benzoate de soude au même titre.

Pendant des mois, il conserve ainsi une vingtaine d'injecteurs, sans qu'aucun d'eux ait subi la moindre altération ; l'un d'entre eux a été soumis à l'ébullition matin et soir pendant trois mois sans être en aucune façon détérioré ; enfin, il les a employés maintes fois pour pratiquer des injections hypodermiques, notamment de morphine et d'éther, avec la plus grande facilité et sans jamais avoir eu à regretter le moindre accident.

En résumé : grande facilité de fonctionnement, même sans entretien ; stérilisation très facile à l'eau bouillante sans appareil encombrant ; réparations inutiles, ou tout au moins exécutables en un instant parle médecin lui-même (remplacement de l'ampoule en caoutchouc, d'une valeur insignifiante, en cas d'usure ou d'accident).

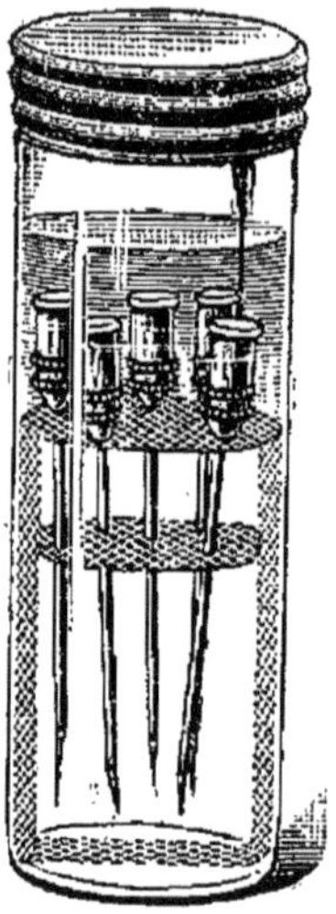

Fig. 15.— Petit flacon à liquide boraté, destiné plus spécialement à la conservation en bon état des aiguilles en acier.

L'injecteur muni de son aiguille se place en permanence dans un bocal ou vase quelconque V. Ce récipient, dans lequel se trouve la solution alcaline, contient un double diaphragme en toile métallique, au travers duquel on engage l'aiguille en la laissant reposer sur son embase. Au moment de placer l'injecteur dans le bocal, on presse sur l'ampoule en caoutchouc, comme sur un compte-gouttes, et on l'abandonne à lui-même : il se remplit de liquide en 15 à 20 secondes et se conserve ainsi indéfiniment.

Ce modèle est surtout destiné au cabinet, à l'hôpital ou au laboratoire.

Afin de rendre l'injecteur portatif et de permettre au médecin de l'emporter dans sa poche, il remplace le bocal par un tube en verre E (fig. 10), dit tube protecteur, rempli de liquide alcalin, et sur lequel l'injecteur vient faire bouchon, après qu'on a aspiré une partie de ce liquide avec l'ampoule comme avec un compte-gouttes.

L'injecteur muni de son tube protecteur se place dans un tube a essai F, et l'on introduit cet ensemble dans un étui métallique A.

Cet étui, qui est double, contient en outre une pince, H, placée entre les deux parties de l'étui et destinée à tenir au-dessus d'une lampe à alcool le tube à essai F, dans lequel on stérilise l'injecteur et son aiguille comme il est dit page 24, fig. 13; un petit vase gradué D, servant à faire la dilution de la matière médicamenteuse, contenue, sous forme de lentilles, dans un petit flacon G, qui lui aussi, de même que la lampe B, trouve sa place dans l'étui A.

Tout cet appareil, quoi qu'en dise M. MARESCHAL, nous semble bien compliqué et bien loin de la simplicité qu'offre la seringue de ROUSSEL pour l'application de chaque jour.

C'est à M. BRENOT, qui confectionne les seringues de ROUSSEL, que M. MARESCHAL a confié la fabrication de ses appareils.

Seringue stérilisable de Roux. — M. Brenot fabrique en outre la seringue stérilisable pour les injections du sérum antidiphtérique du docteur Roux, dont nous devons parler, puisqu'elle est d'un usage constant pour les injections de *sérum antidiphtérique* et aussi pour les injections de sérums artificiels à haute dose.

Montage de la seringue et du piston. — Passer la vis E dans le piston F, visser le tout dans la partie G (sans serrer à fond); introduire ensuite le piston dans le corps en verre de la seringue et visser très fortement la calotte B à la partie C de l'armature métallique, afin d'obtenir l'obturation absolue du cylindre.

Ayant pratiqué ainsi qu'il est dit ci-dessus, le piston doit glisser très librement, c'est-à-dire se mouvoir de lui-même par le seul poids de sa tige. Pousser ensuite le piston au fond de la seringue et visser, en appuyant à l'aide de la poucette A, jusqu'à ce que, par la dilatation produite par le vissage, le piston vienne bien emplir le cylindre. Cette grande facilité de gonflement du piston permet d'arriver à faire glisser ce dernier doux ou dur à volonté.

M. Brenot a en outre fabriqué des seringues de 1, 2, 3 et 5 grammes, munies de pistons extensibles et stérilisables, comme dans la seringue de Roux.

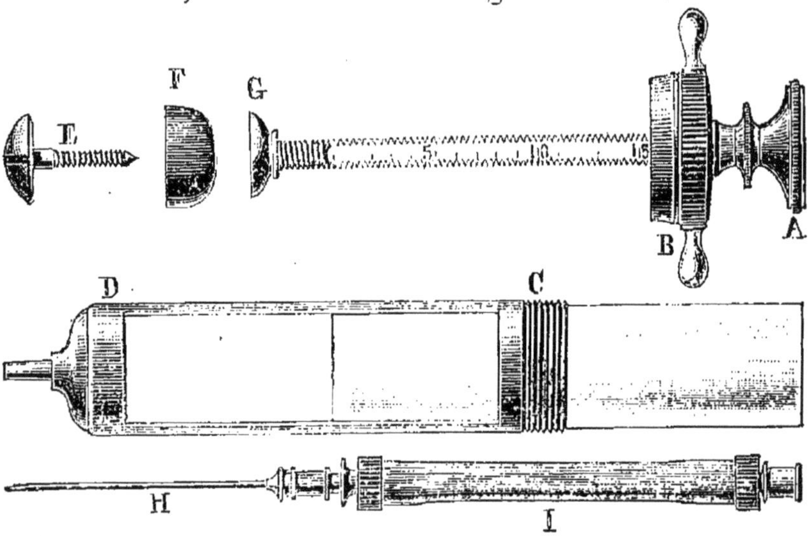

Fig. 16. — Seringue de Roux — A. Poucette. — B. Calotte. — C. Armature métallique. — D. Ronde de serrage.— E. Vis.— F. Piston. — G. Extrémité de la tige.— H. Aiguille. — I. Raccord.

Recommandations très importantes. — 1° Lors du montage, bien s'assurer que la rondelle de serrage placée à la partie D est indemne de toute encoche ou rebroussement qui empêcherait le joint parfait de la seringue. S'assurer aussi que la rondelle en amiante, qui se trouve dans la calotte B, n'est pas absente.

2° Après chaque opération, nous recommandons expressément de dégonfler le piston et de le débarrasser de tout corps gras avant de le remettre dans la boîte. A cet effet, nous recommandons de procéder à une bonne ébullition de toute la seringue.

3° Afin de faciliter le glissement plus doux du piston, on pourra (bien que cela ne soit pas indispensable) le graisser très légèrement avec de la vaseline, mais, l'opération terminée, ne pas oublier de procéder à une bonne ébullition pour faire disparaître tout corps gras du piston.

4° Placer le raccord I muni de son aiguille H à l'extrémité de la canule de la seringue. Ce raccord en caoutchouc mélangé de 80 o/o d'amiante est souple et est aussi facilement stérilisable que les pistons — il ne faut pas oublier que l'huile et les essences dissolvent et altèrent ces pistons et ce raccord.

III. — LES AIGUILLES

Les aiguilles que l'on employait, et que, malheureusement, on emploie encore par trop souvent, sont de beaucoup trop courtes.

Depuis que Roussel a insisté sur la nécessité des injections profondes, on a enfin compris que l'aiguille ne devait point être enfoncée perpendiculairement à la peau, et que les injections faites ainsi, à une très petite profondeur, étaient défectueuses.

Le liquide, injecté suivant une semblable méthode, ressort, en grande partie, à travers le canalicule direct que l'aiguille a tracé ; de vives douleurs sont fréquemment produites par le contact du médicament injecté avec les épanouissements nerveux déchirés, et souvent des rougeurs, des boutons, de petits furoncles apparaissent autour de la piqûre.

D'après le procédé de Roussel, qui est le plus généralement adopté aujourd'hui et qui est le seul vrai, il faut, après avoir traversé la peau et le tissu cellulaire entier, mais sans jamais pénétrer dans le muscle, que l'aiguille, allongée sur la surface de l'aponévrose, déverse son liquide le plus loin possible de la piqûre faite à la peau.

Pour obtenir ce résultat, il faut donc employer des aiguilles longues. Nous nous servons d'aiguilles qui mesurent trois, quatre, cinq et même six centimètres. Elles sont toujours en acier poli, très dur, mais élastique comme celui d'une épée.

Nous avons voulu essayer de bien d'autres aiguilles. Le platine iridié a un défaut ; il coûte cher, très cher même; les aiguilles s'émoussent très vite, font des piqûres douloureuses, et il faut renouveler souvent son outillage, ce qui est fort onéreux. Nous ne saurions donc les recommander, pas plus que les aiguilles en argent ou en or.

Les aiguilles en acier seules sont pratiques, et elles seules doivent être employées. Je sais bien que l'on va nous dire : Mais si vous flambez vos aiguilles en acier, elles vont être désaciérées, elles cessent, dès lors, de piquer; elles ploient parfois au moment où vous les enfoncez, procurant au malade de vives et intolérables douleurs.

Mais, dirons-nous, à notre tour, pourquoi flambez-vous vos aiguilles ? C'est là une pratique absolument mauvaise, très dangereuse, et que l'on perpétue ; c'est ainsi qu'opèrent nos maîtres dans les hôpitaux. Eh bien, nous n'hésitons point à blâmer cette méthode dangereuse.

Jamais nous ne flambons notre aiguille : 1° parce que, désaciérée, elle fait ensuite des piqûres douloureuses ; 2° parce que, souvent une parcelle de charbon, passant inaperçue, pénètre avec le liquide injecté sous la peau et y devient le foyer d'un phlegmon, d'un abcès, qu'à tort on attribue ensuite au liquide injecté.

Mais l'asepsie, direz-vous ? L'asepsie la plus parfaite est apportée à notre petite opération, et la preuve c'est que, depuis huit ans que nous appliquons la méthode hypodermique, nous n'avons pas le moindre accident à notre actif, et voici, pour les aiguilles, comment nous procédons :

Nous devons déclarer d'abord que, pour plus de sécurité, lorsque l'état de fortune du malade le permet, le médecin peut lui faire comprendre, aisément, combien il est préférable pour lui d'avoir sa seringue et ses aiguilles. Lorsque la bourse du client ne lui permet point l'acquisition d'une seringue, il faut le mettre en demeure, cependant, d'avoir son aiguille à lui. Une aiguille montée sur talon en celluloïd coûte un franc cinquante. La dépense n'est donc pas énorme. Chaque malade aura son ou ses aiguilles à lui, car s'il reçoit concurremment des injections huileuses et des injections à véhicule aqueux, il doit avoir deux aiguilles au moins.

Il suffit d'entretenir propres les aiguilles et il n'est jamais besoin de les flamber.

Comment les entretenir propres? Simplement en lavant, avant et après chaque opération, l'aiguille qui a servi, avec de l'huile aseptique eucalyptée, si elle sert aux injections huileuses; avec de l'eau aseptique eucalyptée, si elle sert aux injections aqueuses.

C'est-à-dire qu'il faut opérer absolument pour les aiguilles, de la même manière que pour les seringues.

Aucune pratique n'est plus facile. En effet, lorsque vous vous transportez au domicile du malade, vous avez toujours en votre poche une trousse hypodermique (fig. 17) contenant :

1° Une seringue unicolore en celluloïd ambré et ses deux aiguilles. Cette seringue sert pour les injections huileuses, et en face se trouve un flacon également en celluloïd ambré, contenant de l'huile aseptique, afin de pouvoir aisément, avant et après chaque opération laver seringue et aiguilles ;

2° Une seringue bicolore, en celluloïd ambré et à tête rouge servant aux injections à véhicule aqueux contenant des sels chimiques inorganiques tels : le fer, le phosphate, l'or, etc. En face, un flacon à tête rouge contenant de l'eau aseptique eucalyptée lui correspond;

3° Une seringue en celluloïd ambré à tête blanche, pour injecter les alcaloïdes et son flacon assorti, de couleur, garni aussi d'eau aseptique.

Des aiguilles, à tête rouge et à tête blanche, correspondent à ces seringues.

Quant à la pratique, dans le cabinet, elle diffère sensiblement en apparence, mais elle est, en réalité, la même et d'une telle simplicité que nous sommes fort surpris de ne l'avoir point encore vu adopter par la majorité du corps médical.

Sur une table, à laquelle nous avons donné le nom de *table hypodermique,* nous possédons :

1° Une cuvette plate, comme une cuvette à épreuve photographique, pleine d'huile aseptique, dans laquelle baignent une douzaine d'aiguilles.

Cette cuvette, posée sur une plaque de verre dépoli, est recouverte d'une cloche de cristal qui protège le tout contre les poussières extérieures;

2° Un petit vase en verre ou en cristal, rempli de même huile aseptique et dans lequel plongent des seringues. Ce vase est aussi protégé du contact de l'air extérieur par une cloche reposant sur une plaque de verre;

3° Deux autres cuvettes, pleines d'*eau aseptique eucalyptée,* dans laquelle trempent des aiguilles à tête blanche dans l'une et à tête rouge dans l'autre, ainsi que deux petits vases, dans lesquels des seringues à tête rouge et à tête blanche se noient dans l'*eau aseptique.*

A l'aide d'une pince, on prend la seringue et les aiguilles dont on a à se servir, on les essuie extérieurement avec un linge de toile très fine ; on rince encore une fois l'intérieur de la seringue et, en même temps, l'intérieur de l'aiguille avec l'huile aseptique ou avec l'eau aseptique suivant le cas.

Après l'opération, on opère avec soin le même lavage et on replonge aiguille et seringue en son véhicule aseptique conservateur.

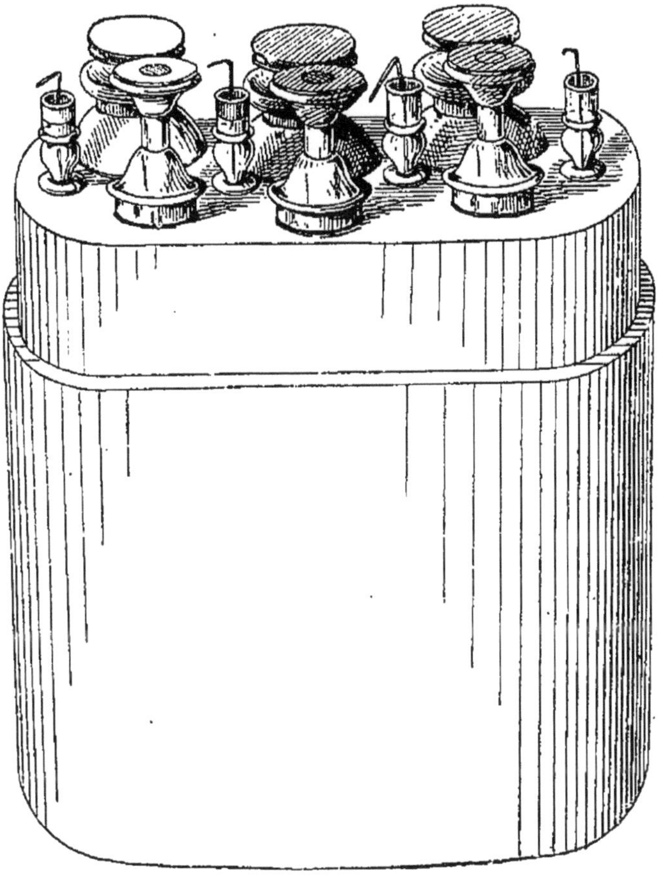

Fig. 17. — Trousse hypodermique.

Lorsqu'on a injecté des solutions concentrées comme le phosphate, la caféine, la quinine, le fer, le lavage demande à être répété plusieurs fois.

Ainsi traitées, seringues et aiguilles durent des années.

M. le Dr Mareschal a donné une certaine extension au procédé qu'employaient déjà Roussel et Mousnier sans songer à lui donner une grande importance, le croyant connu de tout le monde, procédé qui consiste à laisser les aiguilles plongées dans une solution alcaline à base de *borate de soude*, de *benzoate de soude*, ou simplement de *carbonate de soude* dans les proportions de 2 o/o environ. M. Denigés, de Bordeaux, a remarqué qu'en additionnant ces solutions de cyanure de mercure elles conservaient les mêmes propriétés non oxydantes, et a conclu à l'asepsie complète de l'instrument plongé dans le liquide. Sa formule :

Borate de soude....................	10 grammes.
Cyanure de mercure.................	2 à 5 —
Eau distillée......................	1 litre.

IV. — TECHNIQUE DE L'INJECTION

Nous empruntons à J. Roussel ce qu'il a dit à ce sujet, car il serait difficile de mieux décrire cette petite opération que ne l'a fait celui qui, en dépit du silence obstiné fait, de parti pris, autour de son nom, mérite d'être appelé le *père de l'hypodermie*.

Nous ne saurions trop répéter l'explication de sa technique, car nous sommes toujours surpris qu'un grand nombre de praticiens, tout en opérant avec les mêmes liquides que nous, occasionnent de fréquents accidents, alors que nous ne produisons pas même une douleur légère.

« L'injection hypodermique est le plus souvent opérée dans un but de thérapeutique générale et non locale; aussi doit-elle être lancée sous le derme, au contact des capillaires absorbants. »

« C'est sur le bord de la hanche, depuis le bord supérieur de la crête de l'os iliaque jusque vers le quart inférieur de la fesse qu'il faut pratiquer les injections, et non ailleurs ; sur le côté et non en arrière, afin que le malade ne soit pas assis sur le point piqué; non

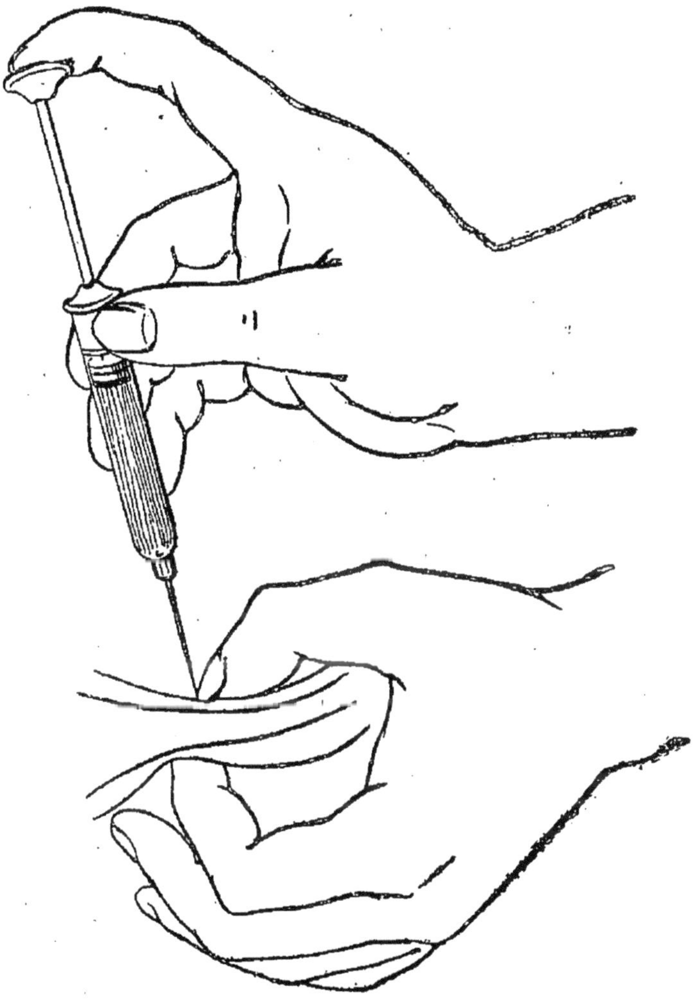

Fig. 18. — Technique de l'injection.

plus tout au bas de la fesse, car la piqûre devient plus douloureuse selon qu'elle descend plus bas sur la cuisse.

« Entre le pouce et les doigts de la main gauche, soulevez un grand pli formé de la peau et de tout le tissu cellulaire, mais non des muscles ; ce pli a souvent plusieurs centimètres d'épaisseur chez les sujets gras. Au bout du pli, sur la partie relevée, ou mieux sur le bas de la grande face du pli, en avant de l'ongle de votre pouce, dans un plan parallèle à la surface normale du membre, plantez hardiment l'aiguille d'un seul coup et laissez la peau retomber ; l'aiguille se trouve ainsi enfoncée jusqu'à son talon, elle est couchée à la surface de l'aponévrose au-dessous du tissu cellulaire dans l'espace virtuellement libre qui permet le glissement de la peau sur l'aponévrose, et sa pointe ne pique ni celle-ci, ni celle-là.

« Appuyez sur la tête du piston de la seringue, de façon à la vider d'un coup. Posez le doigt sur le trajet de l'aiguille et retirez-la rapidement.

« Sans désemparer, frictionnez et massez la peau, vous ne retrouverez ni bosse liquide, ni même la trace de l'aiguille sur la peau. En effet, la peau, ayant été tendue sous le pouce que relève le pli, revient sur elle-même : le canalicule tracé par l'aiguille s'efface, ainsi que la piqûre de l'épiderme, à travers laquelle aucune gouttelette de sang ne se présente jamais.

« Si l'aiguille est assez longue pour que l'injection soit faite à quelques centimètres de la piqûre externe et au-delà du tissu cellulaire ; si l'aiguille est pointue, polie, propre, aseptique ; si la seringue est nette en toutes ses parties, neutre chimiquement vis-à-vis du liquide, comme l'est le celluloïd, et non point composée de corps réducteurs et décomposants, comme le sont les métaux, ou solubles et malpropres, comme le sont les mastics et les cuirs des embouts ; si la solution est préparée de façon à être injectable, c'est-à-dire neutre pour les tissus, chimiquement stable ; si le médicament employé est entièrement soluble dans le véhicule, l'injection ne produit jamais aucun accident local, aucun gonflement, et pas même une douleur. Depuis plus de huit ans, nous avons opéré régulièrement, chaque année, trois à quatre mille injections, et nous n'avons même pas une petite rougeur par mois (1).

V. — LES BOUCHONS FILTRES

Nous appelons, d'une façon toute spéciale, l'attention sur les bouchons filtres en celluloïd (fig. 19 à 21).

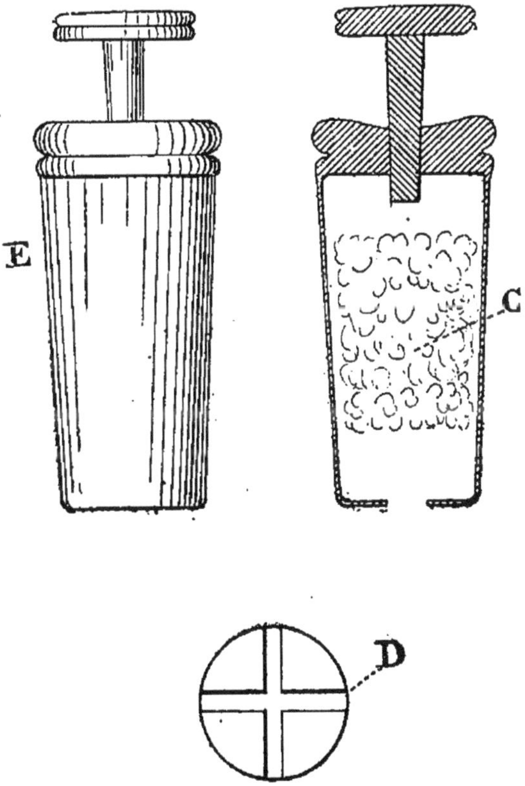

Fig. 19 à 21. — Bouchons filtres.

Ce bouchon, creux à l'intérieur, et dont la cavité

(1) Dans sa pratique de HUIT ANNÉES, M. le Dr Boisson n'a pas eu un *abcès à ouvrir*.

est remplie de ouate hydrophile, est un *véritable filtre.*

Quand, pour remplir la seringue, on ouvre le pertuis placé à la partie supérieure, et que, renversant le flacon sur la seringue, on remplit celle-ci par aspiration, l'air, qui, la seringue emplie et retirée, doit remplacer le liquide dans le flacon, n'y pénètre qu'après avoir été purifié à travers le filtre.

De même, le liquide qui vient emplir la seringue se trouve filtré.

Si, dans les solutions, quelle que soit la précaution prise, une impureté, un atome de poussière étrangère avait pénétré, il se trouverait encore éliminé par l'usage du bouchon filtre Roussel.

VI. — LES INDICATIONS GÉNÉRALES

Les solutions de médicament trop concentrées peuvent offrir certains dangers, qui sont facilement évités lorsqu'on emploie des solutions plus diluées.

Lorsqu'on faisait usage de l'ancienne seringue de Pravaz, dont la tige était graduée de façon à permettre de n'injecter que quelques gouttes du liquide, ce que seulement autorisait l'exiguité d'aiguilles beaucoup trop courtes, on employait des solutions médicamenteuses très concentrées dont on injectait une goutte, deux gouttes, cinq gouttes, etc. Cette pratique était mauvaise, car l'injection, le plus souvent, se faisait mal; de plus elle était dangereuse et forçait le praticien à une prudence telle que, souvent, il préférait, en face du danger, renoncer à la méthode.

Avec la seringue de Roussel qui ne porte aucune graduation, avec ses solutions qui sont titrées de façon à ce qu'un centimètre cube, c'est-à-dire la seringue entière, soit la dose pour un adulte, aucun accident n'est à redouter. La *seringue entière est la dose injectable pour un adulte.*

Nous l'avons déjà dit et nous ne saurions trop le répéter, il faut changer de seringue autant que possible pour chaque médicament ; mais on doit toujours en avoir au moins trois à sa disposition : une pour les solutions huileuses, une pour les solutions des sels minéraux, une pour les solutions d'alcaloïde.

En outre, il faut changer d'aiguille pour chaque malade.

De temps en temps, on repolira les aiguilles avec une gomme grise à effacer l'encre et on refera les pointes sur une pierre du Levant.

La seule précaution nécessaire, parfois, quand la peau du malade paraît grasse et huileuse, c'est de lui faire subir, au point de l'injection, un savonnage avec le *Savon chirurgical Lesour ;* mais il est inutile d'employer, pour ce lavage, les solutions de sublimé.

A ce propos, en passant, nous dirons que nous n'avons jamais compris qu'on laisse aux sages-femmes le maniement des injections *post partum* au sublimé, qui, nous pouvons le dire sans être taxé d'exagération, ont à leur actif une longue série d'accidents graves et mortels. Les avantages dus au bichlorure de mercure peuvent être obtenus de même, soit par les injections à l'eau savonneuse que donne le savon chirurgical Lesour, soit par l'eau aromatique et antiseptique, que fournit une cuillerée à café ou à bouche de mimosine dans l'eau. La mimosine est un composé de baume de Pérou, baume de Tolu, baume de Copahu et de Menthol et, étendue d'eau, elle constitue une injection *post partum,* admirable en ses effets aseptiques et toniques pour le tissu et qui jamais ne donne, n'a jamais donné, et ne donnera jamais lieu à aucun accident.

Pardon pour cette digression ; mais nous allons de nouveau rentrer dans notre sujet en parlant des médicaments injectables.

Marfan a posé en principe que la dose d'un médicament actif, administré par voie hypodermique, doit être quatre ou cinq fois moindre que la dose indiquée pour la voie gastrique.

Comme on l'a vu plus haut, nous avons pris comme unité de la dose d'adulte un centimètre cube; c'est-à-dire la quantité de substance active contenue dans un centimètre cube de véhicule, capacité de la seringue ordinaire de Pravaz.

Chez les enfants, la dose à injecter doit être réduite proportionnellement à l'âge.

Or, quels sont les médicaments hypodermiques qu'on aura à injecter le plus ordinairement chez l'enfant?

1° La quinine, dont on donnera 1/4 de seringue de 1 à 3 ans, 1/2 seringue de 3 à 6 ans, 3/4 de seringue de 6 à 10 ans. — Nous prenons comme type la solution de lactate de quinine et d'antipyrine dosée à 20 centigrammes de chacune de ces deux substances, par centimètre cube;

2° La caféine, qu'on emploiera dans les mêmes proportions;

3° Le camphre qui sera aussi aux mêmes doses d'un précieux secours;

4° La paraldéhyde, qui, dans la méningite, pourra rendre de grands services, à la dose de 1/2 ou de un centimètre cube, même dans le plus bas âge;

5° Les différents sérums artificiels employés à cinq, dix, quinze et même vingt centimètres cubes.

VII. — LES MÉDICAMENTS INJECTABLES

Qu'est-ce qu'un médicament injectable?

D'après nous, élèves du Docteur J. Roussel et fidèles imitateurs de celui que nous regardons toujours comme le seul maître en hypodermie, un médicament n'est propre à être injecté sous la peau, c'est-à-dire ne mérite l'épithète d'*injectable*, que lorsqu'il ne provoque ni douleur, ni révulsion, ni œdème, ni abcès, ni induration, ni aucune espèce d'inflammation locale, tout en ayant une action médicatrice marquée et indéniable.

La solution injectable est celle qui, étant indolore, est, en même temps, efficace dans toute la plénitude de son action médicatrice.

Pour nous assurer des médicaments que nous employons, chaque jour, dans notre pratique, et suivant encore en cela l'exemple du Dr Roussel, après avoir essayé sur nous-même toute la série de médicaments déjà étudiés et indiqués par le docteur J. Roussel, nous nous sommes appliqués à étudier toutes les médications données par les auteurs, recueillies souvent au hasard, classées et mises en ordre avec soin, mais sans contrôle, sans étude approfondie, sans expérimentation préalable.

Mais la plupart de ces formules sont, sinon dangereuses à employer, ce qui arrive pour quelques-unes tout au moins difficiles à manier.

Elles sont mal tolérées par le malade, qui, en face d'abcès, d'indurations, de douleurs intolérables, se refuse à continuer le traitement et préfère renoncer au bien-être qu'apporte, à l'état général de sa santé, une médication, dont les inconvénients pour lui ne compensent pas les avantages.

Nous allons-donc passer en revue successivement toutes les formules données jusqu'ici en hypodermie et les critiquer, d'après notre propre expérimentation.

Nous ne laisserons, en réalité, place dans notre formulaire qu'aux *produits vraiment injectables* et pour lesquels nous nous serons assurés que le dosage du médicament est suffisant à le rendre *à la fois actif* et *non nuisible*.

DEUXIÈME PARTIE

FORMULAIRE HYPODERMIQUE

Aconitine.

Aconitine cristallisée.......... 0,025 milligr.
Véhicule stérilisé, Q. S. pour 100 c. c.

MOUSNIER.

1 c. c. — Dans les névralgies. — A manier avec prudence.

Chloral....................	o gr. 50 centig.
Caféine......................	o gr. 50 centig.
Analgésine..................	o gr. 50 centig.
Aconitine cristallisée........	o gr. 00125 c.

Véhicule, Q. S. pour 5 cent. cubes.

MOUSNIER.

1 c. c. — Dans les névralgies graves et rebelles surtout dans les névralgies du trijumeau ; à répéter 3/4 d'heures après, si urgence. — A manier avec prudence.

Adonidine.

Adonidine .... o gr. 02 centigr.
Véhicule aseptique, Q. S. pour 100 c. c.

BUBNOW-CERVELLO.

De 1 à 3 c. c. en 24 heures. — Dans l'hydropisie et comme régulateur des battements du cœur.

Allyle (sulfure d').

Sulfure d'allyle.............. 0 gr. 50 cent.
Huile stérilisée, Q. S. pour 100 c. c.

SÉJOURNET.

1 c. c. pendant huit jours. Puis 2 c. c. — Dans la bronchectasie et la phtisie.

Iodoforme.......................... 5 gr.
Sulfure d'allyle..................... 1 gr.
Eucalyptol injectable de Roussel, Q. S. pour 100 c. c.

1 à 2 c. c. par jour. — Dans la phtisie pulmonaire.

Sulfure d'allyle...................... 1 gr.
Eucalyptol injectable de Roussel, Q. S. pour 100 c. c.

ROUSSEL.

Même usage, mêmes doses.

Allyle (tribromure d').

Tribromure d'allyle.................... 10 gr.
Huile stérilisée, Q. S. pour 100 c. c.

DE FLEURY.

1 à 3 seringues. — Dans l'angine de poitrine, l'hystérie.

Allylsulfocarbamide ou Thiosinamine.

Thiosinamine......................... 5 gr.
Alcool à 45°, Q. S. pour 100 c. c.

FRUWALD-BÉKESS. — VON HEBRA.

1/2 à 1 c. c. chaque semaine ou deux fois par semaine. — Dans l'adénite scrofuleuse et principalement pour combattre les engorgements ganglionnaires chez les enfants.

Ammoniaque liquide.

Ammoniaque liquide............... 40 gouttes
Eau distillée, Q. S. pour 20 cent. c.

Richardson. — Glinsky.

1 à 2 c. c. — Dans l'alcoolisme aigu, contre les morsures de serpent, le collapsus, l'empoisonnement par l'aconit. — Injection douloureuse.

Ammonium (Chlorure d').

Chlorure d'ammonium pur.............. 5 gr.
Véhicule stérilisé, Q. S. pour 100 c. c.

J. Mousnier.

1 à 2 c. c. — Dans l'alcoolisme aigu. — Injection douloureuse.

Analgésine (Antipyrine).

Antipyrine........................... 20 gr.
Lactate de quinine.................... 20 —
Véhicule aseptique, Q. S. pour 100 c. c.

Roussel.

De un à deux c. c. — Dans les fièvres intermittentes, la fièvre typhoïde, etc.,

Antipyrine.................. 2 gr.
Chlorhydrate de cocaïne....... 0 — 04 cent.
Eau filtrée bouillie........... 4 —

Sée.

1 à 3 c. c. pour anesthésie locale.

Antipyrine.................. 4 gr.
Chlorhydrate de cocaïne....... 0 — 03 cent.
Eau distillée, Q. S. pour 10 c. c.

Grand Clément.

1 à 3 c. c. — Dans le tic douloureux de la face.

Apiol.

Apiol cristallisé........................ 20 gr.
Huile stérilisée, Q. S. pour 100 cent. c.

ROUSSEL.

1 à 2 c. c. — Dans l'aménorrhée.

Apomorphine.

Chlorhydrate d'apomorphine............ 1 gr.
Véhicule stérilisé, Q. S. pour 100 c. c.

J. MOUSNIER.

2 c. c. — A répéter si nécessaire, comme vomitif.

Chlorhydrate d'apomorphine......... 0 gr. 50
Eau distillée, Q. S. pour 100 c. c.

ROSIER.

1 cent. c. — Comme anti-hystérique.

Aristol.

Aristol pur................. 10, 15 ou 20 gr.
Huile stérilisée, Q. S. pour 100 c. c.

NADAUD-EISCHOFF.

1 à 2 c. c. — Dans la phtisie pulmonaire.

Arsénieux (acide).

Acide arsénieux..................... 0 gr. 20
Chlorhydrate de cocaïne............ 1 —
Eau distillée stérilisée, Q. S. pour 100 cent. cubes.

HUE.

1 à 2 c. c. de deux en deux, ou de quatre en quatre jours. — Dans le cancer.

Aspidospermine (chlorhydrate d').

Chlorhydrate d'aspidospermine.......... 4 gr.
Eau distillée, Q. S., pour 100 cent. cubes.

HUCHARD.

Dans l'angine de poitrine, pour combattre la dyspnée.

Atropine.

Sulfate neutre d'atropine...........	0 gr. 025
Chlorhydrate de morphine pur......	1 —
Véhicule stérilisé, Q. S. pour 100 c. c.	

ROUSSEL.

1 c. c. à répéter une heure après, si nécessaire. — Angine de poitrine, colique hépatique.

Sulfate neutre d'atropine.........	0 gr. 05 cent.
Véhicule stérilisé, Q. S. pour 100 c.c.	

THOMAS ET J. MAYR.

1 à 2 c. c. — Asthme, empoisonnement par l'aconit et l'aconitine.

Sulfate neutre d'atropine.............	0 gr. 10
Sulfate de strychnine................	0 — 10
Véhicule aseptique, Q. S. pour 100 c. c.	

1 c. c. à répéter une demi-heure après. — Empoisonnement par l'opium, la morphine, le laudanum.

Benzoïque (acide).

Acide benzoïque....................	1 gr. 50
Camphre..........................	1 —
Alcool..............................	12 —

RHODES, DUJARDIN-BEAUMETZ.

1 cent. cub. — Coma, collapsus. — Injection très douloureuse.

Caféine.

Caféine............................	25 gr.
Benzoate de soude..................	29 — 50
Véhicule stérilisé, Q. S. pour 100 c. c.	

TANRET.

1 à 2 c. c. — Adynamie cardiaque, anesthésie locale, névralgies.

Caféine chloral........................... 20 gr.
Véhicule stérilisé, Q. S. pour 100 c. c.

EWALD.

1 à 2 c. c. — Antinévralgique, purgatif.

Calomel.

Calomel à la vapeur.................... 1 gr.
Vaseline liquide .... 10 —

SCARENZIO.

1 c. c. de 15 jours en 15 jours. — Syphilis.

Camphre.

Camphre pur............................. 10 gr.
Eucalyptol............................... 20 —
Huile stérilisée, Q. S. pour 100 c. c.

ROUSSEL.

1 à 2 c. c. — Angine folliculaire, phtisie, coma, collapsus cardiaque.

Cantharidate de soude.

Cantharidate de soude............. 1 centigr.
Eau distillée Q. S. pour 100 c. c.

LIEBREICH.

1 à 2 c. c. — Phtisie pulmonaire.

Cantharidine.

Cantharidine........................ 10 centigr.
Chloroforme......................... 10 —
Huile stérilisée Q. S. pour 100 c. c.

1 à 3 c. c. même usage.

Quoique récentes, ces préparations sont déjà à peu près abandonnées.

Chélidoine.

Extrait de chélidoine..................	10 gr.
Glycérine..........................	10 —
Eau distillée, Q. S. pour 30 c. c.	

DENISENKO et ROBINSON.

1 c. c. réparti en plusieurs piqûres. — Cancer.

Chlorodyne.

Chloroforme..........................	3 gr.
Ether sulfurique.......................	2 —
Acide perchlorique....................	3 —
Teinture de chanvre indien............	2 —
Sirop simple..........................	20 —
Teinture de capricum..................	3 —
Morphine..............................	1 —
Acide cyanhydrique dilué..............	1 —
Essence de menthe poivrée............	5 —

CIMBALL.

1 à 2 c. c. — Diarrhées profuses, maladies infectieuses.

Chloroforme.

Chloroforme..........................	1 gr.
Eau stérilisée........................	100 —

MAURANGE.

1 à 10 c. c. — Neurasthénie.

Chloroforme..........................	20 gr.
Menthol..............................	20 —
Huile stérilisée, Q. S. pour 100 c. c.	

J. MOUSNIER.

1 à 2 c. c. — Névralgie, neurasthénie.

Chrysophanique (acide).

Acide chrysophanique.............. 2 centigr.
Véhicule stérilisé, Q. S. pour 100 c. c.

STOCQUART.

1 à 2 c. c. — Psoriasis. — A manier avec prudence.

Cicutine ou Conicine.

Bromhydrate de cicutine............... 5 gr.
Véhicule stérilisé, Q. S. pour 100 c. c.

J. MOUSNIER.

1 à 2 c. c. par jour. — Angine de poitrine, toux convulsive, asthme.

Cocaïne.

Chlorhydrate de cocaïne...... 0 gr. 20 cent.
Solution de trinitrine au 100 c. X gouttes
Eau...................... 10 gr.

GAUTHIER.

La trinitrine préviendrait les accidents de la cocaïne.

Chlorhydrate de cocaïne...... 1 gr. 10 cent.
Eau phéniquée à 3 o/o......... 5 —

LAGRANGE.

Faire 2 piqûres de 1/4 de seringue chaque, dans la gencive, pour faciliter l'extraction des dents.

Chlorhydrate de cocaïne.... 0 gr. 20 centigr.
— de morphine.. 0 — 025 milligr.
Chlorure de sodium........ 0 — 20 centigr.
Antipyrine................. 2 —
Gaiacol.................... II gouttes.
Eau distillée, Q. S. pour 100 c. c.

FROHMANN.

Quelques gouttes dans la gencive, pour faciliter l'avulsion dentaire.

Chlorhydrate de cocaïne....	0 gr. 20 centigr.
Chlorhydrate de morphine..	0 — 0,025 mill.
Chlorure de sodium........	0 — 20 centigr.
Eau distillée, Q. S. pour 100 c. c.	

SCHLEICH.

10 à 25 c. c. — Anesthésie locale, dans le cas où les tissus sont très enflammés.

Chlorhydrate de cocaïne...	0 gr. 10
Chlorhydrate de morphine.	0 — 025 milligr.
Chlorure de sodium.......	0 — 20 cent.
Eau phéniquée 5 o/o......	II gouttes
Eau distillée, Q. S. pour 100 c. c.	

SCHLEICH.

10 à 50 c. c.— Anesthésie locale, dans les cas courants.

Chlorhydrate de cocaïne....	0 gr. 01 centigr.
Chlorhydrate de morphine..	0 — 0,05 mill.
Chlorure de sodium stérilisé.	0,20 cent.
Eau phéniquée à 5 o/o......	II gouttes.
Eau distillée stérilisée, Q. S. pour 100 c. c.	

SCHLEICH.

De 100 c. c. à 500 c. c. — Anesthésie locale, dans les opérations de longue durée sur les tissus profonds.

Phénate de cocaïne................	0 gr. 10
Alcool...........................	5 —
Eau distillée.....................	5 —

D'ŒFELE ET VIAU.

1 à 2 cent. — Dans la thérapeutique dentaire.

Codéine.

Codéine.............................	5 gr.
Acide citrique.....................	1 —
Véhicule stérilisé, Q. S. pour 100 c. c.	

MOUSNIER.

1 à 2 c. c. — Diabète.

Phosphate de codéine...........	1 gr.
Acide phénique..................	0,02 centigr.
Eau distillée....................	20 gr.

LUTAUD.

1 à 2 c. c. — Comme analgésique. Merck prescrit la même solution comme hypnotique.

Cognac.

Vieux cognac, de 5 à 15 gouttes.

BROWN.

Dans l'asphyxie des nouveau-nés.

Cognac de bonne qualité........	30 cent. cub.
Eau bouillie....................	70 — —

LANGE ET PAUCEL.

5 c. c. — A renouveler, si nécessaire. — Collapsus consécutif à la chloroformisation.

Créosote.

Créosote pur.........................	20 gr.
Eucalyptol...........................	20 —
Huile stérilisée, Q. S. pour 100 c. c.	

MOUSNIER.

1 à 2 c. c. — Phtisie pulmonaire.

Créosote..............................	10 gr.
Huile d'olive stérilisée.................	150 —

BURLUREAUX.

160 c. c. par jour, en injectant 20 c. c. par heure. — Phtisie pulmonaire.

Créosote...........................	4 gr.
Huile d'amandes douces..............	4 —
Vaseline liquide.....................	2 —
Iodoforme..........................	0 — 50

HOUBOTTE.

1 c. c. tous les deux jours. — Phtisie pulmonaire. — Injection douloureuse.

Créosote..............................	1 gr.
Huile d'olive stérilisée..................	15 —

FREY.

3 c. c. par jour — Même cas.

Créosote pure de hêtre.................	10 gr.
Huile stérilisée.	140 —

DUJARDIN-BEAUMETZ.

15 c. c. cube en une seule injection...???

Cuivre (phosphate de).

Solution n° 1 :

Phosphate de soude cristallisé.........	5 gr.
Eau distillée	30 —
Glycérine............................	30 —

Solution n° 2 :

Acétate de cuivre......................	1 gr.
Eau distillée..........................	20 —
Glycérine............................	20 —

LUTON.

Mélanger les deux solutions. Ne pas filtrer. — 1 cent c. — Dans la tuberculose et les tumeurs blanches. — Très douloureux.

Cuivre et soude (tartrate double de).

Tartrate double de cuivre et de soude.... 1 gr.
Eau stérilisée, Q. S. pour 100 cent. cubes.

HARNACK.

1 cent. cube. — Dans la tuberculose.

Curare.

Curare.................... 0 gr. 75 centigr.
Véhicule aseptique, Q. S. pour 100 c. c.

1 à 2 c. c. — Empoisonnement strychnique, tétanos.

Cyprès (essence de.)

Essence de cyprès..................... 10 gr.
Huile stérilisée, Q. S. pour 100 c.c.

J. MOUSNIER.

1 à 2 c. c. par jour. — Coqueluche.

Daturine.

Daturine.................... 0 gr. 025 milligr.
Véhicule aseptique, Q. S. pour 100 c. c.

J. MOUSNIER.

1 c. c. — A répéter, si besoin, après une ou deux heures. — Asthme.

Digitaline.

Digitaline cristallisée....... 0,020 milligrammes
Chloroforme, Q. S. pour dissoudre
Huile stérilisée, Q. S. pour 100 c. c.

J. MOUSNIER.

1 c. c. — A répéter 2 à 3 fois à intervalles assez longs dans la journée. — Comme modérateur du cœur et diurétique.

Duboisine.

Sulfate neutre de duboisine........... o gr. o5
Véhicule stérilisé, Q. S. pour 100 c. c.

J. Mousnier.

1 à 5 c. c. — Comme hypnotique, et dans la maladie de Basedow.

Chlorhydrate neutre de duboisine... o gr. 01 centigr.
Eau distillée, Q. S. pour 100 cent. cubes

Cantu.

1 à 5 c. c. — Dans l'hyperchlorhydrie, pour calmer les douleurs.

Ergotine.

Ergotine Bonjean...................... 20 gr.
Véhicule stérilisé, Q. S. pour 100 c. c.

Mousnier.

1 à 2 c. c. — Apoplexie cérébrale, embryocardie, hémorrhagie, métrorrhagie, diabète, purpura.

Ergotine Yvon................ 20 gr. —
Véhicule stérilisé, Q. S. pour 40 cent. cubes

1 à 4 c. c. — Mêmes cas que ci-dessus.

Ergotinine.

Ergotinine................. o gr. o5 centigr.
Acide lactique.............. o — 10 —
Véhicule aseptique, Q. S. pour 100 c. c.

Tanret.

1 à 2 c. c. — Apoplexie cérébrale, diabète, embryocardie, hémorrhagie, métrorrhagie, purpura.

Esérine.

Sulfate d'ésérine............ o gr. 025 milligr.
Véhicule aseptique, Q. S. pour 100 c. c.

1 c. c. — A répéter au besoin — Chorée.
de 3 à 6 c. c. — Tétanos.

Salicylate d'ésérine............ o gr. 05 cent.
Eau distillée.................. 10 —

EULENBURG.

1 cent. cube. — Ptosis, tétanos, etc.

Ethoxy-caféine.

Ethoxy-caféine...................... 5 gr.
Salicylate de soude.................. 6 — 25
Véhicule stérilisé, Q. S. pour 100 c. c.

DUJARDIN-BEAUMETZ.

2 à 4 c. c. — Névralgies, migraine.

Eucaïne.

Chlorhydrate d'eucaïne............ o gr. 20
— de cocaïne............. o — 20
Eau distillée bouillie............... 20 —

VINCI ET SCHWERGER

1 à 2 c.c. — Anesthésie locale.

Eucalyptol.

Eucalyptol.......................... 20 gr.
Huile stérilisée, Q. S. pour 100 c. c.

ROUSSEL.

1 à 2 c. c. — Angine tuberculeuse, phtisie pulmonaire, malaria.

Eugénol

Eugénol.................................. 10 gr.
Huile stérilisée, Q. S. pour 100 c. c.

MOTY.

2 c. c. — Lupus et phtisie pulmonaire.

Fer (salicylate de).

Salicylate de fer. .... 1 gr.
Véhicule stérilisé, Q. S. pour 100 c. c.

ROUSSEL.

1 à 2 c. c. chaque jour. — Anémie et chez les phtisiques.

Fer et quinine (chlorure double de).

Chlorure double de fer et de quinine.... 1 gr.
Véhicule stérilisé, Q. S. pour 100 c. c.

ROUSSEL et MOUSNIER.

1 c. c. chaque jour. — Anémie, chlorose, hémoptysie des phtisiques.

Gaiacol.

Gaiacol.................................. 20 gr.
Eucalyptol............................... 20 —
Huile stérilisée, Q. S. pour 100 c. c.

J. MOUSNIER.

2 à 3 c. c. — Coqueluche et tuberculose pulmonaire.

Gaiacol cristallisé............... 8 gr.
Sulfate neutre de spartéine...... 0 — 40 centigr.
Huile d'olive stérilisée Q. S. pour 100 c. c.

MAURANGE.

5 à 10 c. c. — Chez les tuberculeux tachycardes.

Gaiacol.................................. 5 gr.
Iodoforme................................ 5 —
Eucalyptol............................... 20 —
Huile stérilisée, Q. S. pour 100 c. c.

J. MOUSNIER.

2 à 4 c. c. — Tuberculose pulmonaire.

Gaiacol..........	5 gr.
Iodoforme........	1 —
Huile stérilisée.. } Vaseline liquide... }	ââ Q. S. pour 100 c. c.

PICOT.

Mêmes cas que ci-dessus.

Gaiacol..............................	12 gr.
Chloroforme..........................	17 — 80

MALOT COLLEVILLE.

2 à 3 c. c. — Sciatique. — Injection douloureuse.

Gaiacol..............................	10 gr.
Iode métallique......................	1 —
Iodure de potassium..................	5 —
Glycérine neutre.....................	40 —

MASSARINI.

Tuberculoses chirurgicales.

Gelsémine.

Chlorhydrate de gelsémine... 0 gr. 05 centigr.
Véhicule stérilisé, Q. S. pour 100 c. c.

J. MOUSNIER.

1 c. c. — Névralgies du trijumeau, frontales et dentaires. — Manier avec prudence.

Girofle (essence de).

Essence de girofle...................... 10 gr.
Huile stérilisée, Q. S. pour 100 c. c.

MARIOTTI.

Abcès tuberculeux. — A injecter dans la cavité, après en avoir évacué le contenu.

Glycérophosphate de soude.

Glycérophosphate de soude.............. 10 gr.
Véhicule stérilisé, Q. S. pour 100 c. c.

3 à 5 c. c. d'une fois. — Albuminurie, anémie, phtisie, etc.; névrosthénique, tonique général.

Glycérophosphate de soude	5 gr.
Arséniate de strychnine	0 — 20
Benzoate de caféine	5 —
Véhicule stérilisé, Q. S. pour 100 c. c.	

VINDEVOGEL.

2 à 4 c. c. par jour. — Névrosthénique et cardiosthénique recommandable.

Glycérophosphate de soude	5 gr.
Salicylate de fer	2 —
Véhicule aseptique, Q. S. pour 100 c. c.	

J. MOUSNIER.

1 c. c. par jour. — Albuminurie, anémie, etc.

Hélénine.

Hélénine	1 gr.
Eucalyptol	21 —
Huile stérilisée, Q. S. pour 100 c. c.	

1 à 5 c. c. — Coqueluche, tuberculose pulmonaire.

Hémoglobine.

Hémoglobine	25 gr.
Véhicule stérilisé, Q. S. pour 100 c. c.	

MOUSNIER.

2 c. c. chaque matin. — Anémie, chlorose, etc.

Homatropine.

Bromhydrate d'homatropine	0 gr. 50 cent.
Véhicule aseptique, Q. S. pour 100 c. c.	

FRONMULLER.

1 à 2 c. c. — Hémoptysies, sueurs des phtisiques; mydriatique.

Huile alimentaire.

Huile stérilisée	100 gr.
Chlorure de sodium	5 —
Iodure de sodium	2 —

ROUSSEL.

5 c. c. 3 fois par jour. — Faire chaque fois un massage prolongé. — Dénutrition, enfants athreptiques.

Huile grise.

Mercure purifié	20 gr.
Teinture éthérée de benjoin	5 —
Vaseline liquide	40 —

NEISSER.

5 à 10 c. c. une fois la semaine. — Syphilis.

Huile stérilisée.

L'huile d'olives ou d'amandes douces est soumise à un lavage à l'alcool dans les proportions suivantes :

Huile	1000 gr.
Alcool à 9°	300 —

Les deux liquides sont mélangés et laissés en contact quatre ou cinq jours, pendant lesquels on a soin d'agiter de temps en temps. On décante l'alcool qui surnage — on chauffe ensuite l'huile à 110 ou 113° — nous ajoutons, 5, 10, ou 15 o/o d'eucalyptol, suivant le cas.

Hydrastinine.

Chlorhydrate d'hydrastinine	5 gr.
Véhicule stérilisé, Q. S pour 100 c. c.	

J. MOUSNIER.

1 à 2 c. c. — Hémorrhagies, hémoptysies, fibromes utérins.

Hyosciamine.

Chlorhydrate d'hyosciamine... 0 gr. 05 centigr.
Véhicule stérilisé, Q. S. pour 100 c. c.

J. Mousnier.

1/2 à 1 c. c. — Chorée, paralysie agitante, manie aiguë, délire.

Hyoscine.

Chlorhydrate d'hyoscine............ 0 gr. 05
Véhicule, Q. S. pour 100 c. c.

1/2 à 1 c. c. — Mêmes applications que l'hyosciamine.

Ichthyol.

Ichthyol .... 20 gr.
Eau distillée....... .... 100 —

Cecconi, Una.

1 c. c. chaque jour. — Myélite, rhumatisme; analgésique.

Iode.

Iode pur..................... 20 gr.
Iodure potassium............ Q. S. —
Eau distillée....... .... Q. S. pour 20 c. c.

Menuella.

1 à 2 c. c. chaque jour. — Albuminurie, tuberculose chirurgicale et pulmonaire.

Iode pur............................ 2 gr.
Tanin............................... 0 — 50
Eucalyptol.......................... 20 —
Huile stérilisée, 95 pour 100 c. c.

J. Mousnier.

2 c. c. — Mêmes cas que ci-dessus.

Iode pur	2 gr.
Iodure de potassium	3 —
Huile stérilisée Q. S. pour 100 c. c.	

2 c. c. — Toujours mêmes cas.

Glycérine neutre	40 gr.
Iode	1 —
Iodure de potassium	5 —
Gaiacol	10 —

MASSARINI.

Tuberculoses chirurgicales.

Iodoforme.

Iodoforme	2 gr.
Eucalyptol	20 —
Huile stérilisée Q. S. pour 100 c. c.	

J. MOUSNIER.

1 à 2 c. c. — Cystite aiguë, phtisie pulmonaire.

Iodoforme	1 gr.
Huile d'olives	7 —
Ether sulfurique	7 —

En injections interstitielles. — Goître.

Iodoforme	5 gr.
Huile stérilisée	25 —

FRENDELEMBURG.

3 à 4 c. c. tous les huit jours après ponction. — Tuberculose osseuse.

Lithine

Bromure de lithine	20 gr.
Véhicule stérilisé, Q. S. pour 100 cent. cubes.	

WEIR.

Mêmes indications que ci-dessus.

Lithine (bromure de).

Bromure de lithine.................... 20 gr.
Véhicule stérilisé, Q. S. pour 100 c. c.

LÉVY, WEIR MITCHELL.

1 à 2 c. c. par jour. — Arthritisme.

Lithine (salicylate de).

Salicylate de lithine..................... 5 gr.
Véhicule aseptique, Q. S. pour 100 c. c.

ROUSSEL.

1 à 2 c. c. — Arthritisme.

Lobéline.

Lobéline pure............... 0 gr. 25 centigr.
Huile stérilisée, Q. S. pour 100 c. c.

J. MOUSNIER.

1 c. c. — A répéter au besoin dans la journée. — Asthme.

Menthol.

Menthol.............................. 05 gr.
Huile stérilisée, Q. S. pour 100 c. c.

ROUSSEL.

1 c. c. chaque jour. — Angine tuberculeuse.

Menthol.............................. 30 gr.
Phénol............................... 10 —
Eucalyptol........................... 3 —
Huile stérilisée, Q. S. pour 100 c. c.

J. MOUSNIER.

1 c. c. matin et soir. — Coqueluche.

Menthol	2 gr.
Eucalyptol	3 —
Eau distillée	100 —

HEWELKE.

10 c. c. — Gangrène pulmonaire.

Mercure (asparaginate de).

Asparaginate de mercure	1 gr.
Eau distillée, Q. S. pour 100 c. c.	

NEUMANN

1 c. c. — Syphilis.

Mercure (benzoate de).

Benzoate de mercure	0 gr. 25
Chlorure de sodium	0 — 06
Eau	30 —

GALLOIS, STOUKOUWENKOW, BALZER, WIELANDER.

2 c. c. par jour. — Syphilis.

Mercure (bibromure de).

Bibromure de mercure	1 gr.
Véhicule stérilisé, Q. S. pour 10 c. c.	

J. MOUSNIER.

1 c. c. — Syphilis.

La solution s'altère assez rapidement.

Mercure (bichlorure de).

Bichlorure de mercure	1 gr.
Chlorure de sodium	6 —
Eau stérilisée Q. S. pour 100 c. c.	

1 c. c. — Syphilis. — Injection douloureuse.

Bichlorure de mercure.............. 0 gr. 20
Glycérine........................ 30 —
Eau distillée...................... 70 —

LIÉGEOIS, LEVIN, HUNTER, HEBRA.

2 c. c. — Syphilis. — Injection douloureuse.

Mercure (bodure de).

Biiodure de mercure.................... 1 gr.
Huile stérilisée, Q. S. pour 100 c. c.

LAVARENNE.

1 c. c. — Anémie, et particulièrement syphilis.

Mercure (cyanure de).

Cyanure de mercure.................... 1 gr.
Véhicule stérilisé, Q. S. pour 100 c. c.

ROUSSEL.

3 c. c. par semaine. — Syphilis.

Mercure (oxyde jaune de).

Oxyde jaune de mercure................ 1 gr.
Huile de vaseline...................... 10 —

BALZER.

1 c. c. — Syphilis.

Mercure (peptonate de).

Bichlorure de mercure................ 6 gr.
Chlorure d'ammonium.................. 9 —
Peptone pulvérisée.................... 9 —
Glycérine pure........................ 72 —
Eau distillée.......................... 24 —

DELPECH, MARTINEAU.

On étend de 5 fois le poids d'eau, 1 c. c. par jour. — Syphilis. (Peu stable).

Mercure (salcylate de).

Salicylate de mercure.................. 1 gr.
Véhicule stérilisé, Q. S. pour 100 c. c.

J. Mousnier

1 c. c. — Syphilis.

Mercure et potassium (hyposulfite double de).

Hyposulfite double de potassium et de mercure 25
à........................ 0 gr. 50 centigr.
Eau distillée................. 10 gr.

Rille et Neumann.

1 c. c. chaque jour. — Syphilis.

Mercure et sodium (hyposufilte double de).

Hyposulfite double de sodium et de mercure. 0 gr. 50 centigr.
Eau distillée......................... 10 —

1 c. c. chaque jour. — Syphilis.

Methylal

Méthylal............................ 2 gr.
Huile stérilisée, Q. S. pour 100 c. c.

1 à 2 c. c. — Comme hypnotique. — Injection un peu douloureuse.

Méthylal............................ 2 gr.
Véhicule aseptique, Q. S. pour 10 c. c.

1 à 2 c. c. — Mêmes indications que ci-dessus. — Quoique un peu douloureuses, ces injections sont bien tolérées.

Morphine.

Chlorhydrate de morphine.............. 1 gr.
Véhicule stérilisé, Q. S. pour 100 c. c.

Roussel.

1 à 2 c. c. — Pour combattre les douleurs fulgurantes de l'ataxie locomotrice.

Chlorhydrate de morphine... 0 gr. 10 centigr.
Acide phénique neigeux ..... 0 — 10 centigr.
Eau distillée, Q. S. pour 10 c. c.

EULEMBURG.

1 c. c. — Polynévrite puerpuérale.

Mydrine

Chlorydrate d'éphédrine............ 1 gr. 00
— d'homatropine.......... 0 — 01
Eau distillée, Q. S. pour 10 cent. cubes.

GRŒNOUFF.

2 à 3 gouttes, dans le sac conjonctival.

Myrtol.

Myrthol............................ 10 gr.
Huile stérilisée, Q. S. pour 100 c. c.

J. MOUSNIER.

1 c. c. le matin. — Bronchite chronique, pour combattre la fétidité de l'haleine.

Narcéine

Chlorhydrate de narcéine.............. 5 gr.
Eau distillée, Q. S. pour 100 c. c.

RABUTEAU.

1 cent. cube, 10 minutes avant la chloroformisation, pour la favoriser.

Or (chlorure d').

Chlorure d'or......................... 1 gr.
Véhicule stérilisé, Q. S. pour 100 c. c.

ROUSSEL.

1 à 2 c. c. par jour. — Anémie, chlorose, syphilis.

Or et de potassium (cyanure d').

Cyanure d'or et de potassium........ 0 gr. 10
Véhicule stérilisé, Q. S. pour 20 c. c.
GALEZOWSKI.

1 à 2 c. c. — Atrophies papillaires ataxiques.

Osmique (acide).

Acide osmique......................... 1 gr.
Véhicule stérilisé, Q. S. pour 100 c. c.
BILLROTH, EULEMBURG, SHAPIRO, MERCES.

1 cent. cube, qu'on pourra répéter. — Sciatique. — Très douloureux.

Paraldéhyde.

Paraldéhyde.......................... 20 gr.
Huile stérilisée, Q. S. pour 100 c. c.
ROUSSEL.

2 à 4 c. c. — Hypnotique; collapsus et coma, sciatique, lombago, empoisonnement par la strychnine, tétanos; dans ce dernier cas, doubler la dose.

Permanganate de potasse.

Permanganate de potasse................ 1 gr.
Véhicule aseptique, Q. S. pour 100 c. c.
VROLST-FECTISTOFF.

1 à 2 c. c. — Morsures de serpents, empoisonnement par la morphine et le phosphore.

Phénique (acide).

Phénol absolu......................... 100 gr.
Eucalyptol............................ 100 —
Huile stérilisée, Q. S. pour 100 c. c.
ROUSSEL.

1 cent. c. très bien toléré. — Angine folliculaire, phtisie, influenza, fièvres.

Acide phénique neigeux .... 1 gr.
Eau distillée .... 100 —

DÉCLAT.

DÉCLAT injectait cinq cent. cubes. — Mêmes applications que ci-dessus.

Chlorhydrate de morphine.... 0 gr. 10 centigr.
Acide phénique neigeux..... 0 — 20 —
Eau distillée, Q. S. pour 10 c. c.

EULEMBERG.

1 c. c. — Polynévrite puerpérale.

Acide phénique neigeux .... 1 gr.
Eau distillée, Q. S. pour 100 c. c.

BACCELLI.

1 à 2 c. c. — Dans le tétanos.

Phosphate de soude.

Phosphate de soude .... 5 gr.
Véhicule stérilisé, Q. S. pour 100 c. c.

ROUSSEL.

3 à 5 c. c. — Anémie, phtisie pulmonaire; névrosthénique.

Phosphate de soude .... 1 gr.
Sulfate de soude .... 2 —
Arséniate de soude .... 0 — 20
Eau stérilisée .... 20 —

BARTH.

1/2 à 1 c. c. chaque jour. — Anémie.

Phosphore.

Phosphore pur................ 0 gr. 40 centigr.
Eucalyptol.................. 20 —
Huile stérilisée, Q. S. pour 100 c. c.

ROUSSEL.

1 c. c. pendant cinq jours. Cesser pendant le même nombre de jours et recommencer ensuite. — Albuminurie, rachitisme, scrofulose; névrosthénique.

Picrotoxine.

Picrotoxine.................. 0 gr. 05 centigr.
Véhicule stérilisé, Q. S. pour 100 c. c.

J. MOUSNIER.

1 c. c. — Paralysie agitante, empoisonnement par les convulsivants.

Pilocarpine.

Azotate de pilocarpine.................. 1 gr.
Véhicule stérilisé, Q. S. pour 100 c. c.

ROUSSEL.

1 à 2 c. c. — Angine diphtéritique; sialagogue, sudorifique.

Pipérazine.

Pipérazine.......................... 10 gr.
Véhicule stérilisé. Q. S. pour 100 c. c.

1 à 2 c. c. — Goutte.

1 à 2 c. c. chaque jour. — Anémie, et chez les phtisiques.

Potasse (arsénite de).

Arsénite de potasse........... 0 gr. 20 cent.
Véhicule stérilisé, Q. S. pour 100 c. c.

J. MOUSNIER.

1 à 2 c. c. — Dans l'albuminurie, l'anémie, la chlorose, etc.

Quinine (bromhydrate neutre de).

Bromhydrate neutre de quinine.........	1 gr.
Glycérine...........................	5 —
Eau distillée.........................	5 —

ROSENTHAL.

de 3 à 5 c. c. — Fièvres intermittentes.

Bromhydrate basique de quinine........	1 gr.
Antipyrine............................	2 —
Eau stérilisée.........................	10 —

MAURANGE.

1 à 10 c. c. — Fièvres intermittentes.

Quinine (chlorhydrate neutre de).

Chlorhydrate neutre de quininine.......	2 gr.
Eau distillée..........................	5 —

DUJARDIN-BEAUMETZ.

1 à 2 c. c. — Fièvres.

Chlorhydrate neutre de quinine.........	2 gr.
Glycérine............................	5 —
Eau distillée.........................	5 —

BINTZ.

2 à 4 c. c. — Mêmes indications que ci-dessus.

Chlorhydrate de quinine............	1 gr. 50
Ether sulfurique..................	5 —

BINTZ.

1 à 2 c. c. — Horriblement douloureuse.

Acide chlorhydrique pur (D — 1,18).....	5 gr.
Chlorhydrate de quinine..............	20 —
Eau distillée.........................	15 —

DE BEURMANN ET VILLEJEAN.

1 c. c. — Douleur intolérable.

Chlorhydrate basique de quinine.....	2 gr. 50
Antipyrine.......................	3 —

Eau stérilisée, Q. S. pour 10 c. c.

MAURANGE.

1 à 4 c. c. — Formule bien préférable aux précédentes

Quinine (chlorhydro-sulfate de).

Chlorhydro-sulfate de quinine..........	50 gr.

Véhicule aseptique, Q. S. pour 100 c. c.

J. MOUSNIER.

1 c. c. à répéter. — Fièvres rebelles ou fièvres pernicieuses.

Salol.

Salol..............................	25 gr.
Eucalyptol.........................	20 —

Huile stérilisée, Q. S. pour 100 c. c.

DELACROIX.

1 à 2 c. c. — Phtisie pulmonaire.

Salol..............................	1 gr.
Chloroforme........................	1 —
Huile d'amandes douces.............	8 —

BOZZOLO.

2 à 5 c. c. — Affections rhumatismales.

Sérums artificiels.

Phosphate de soude.................	50 gr.

Véhicule stérilisé, Q. S. pour 1000 c. c.

ROUSSEL.

Acide phénique neigeux	1 gr.
Chlorure de sodium	2 —
Phosphate de soude	4 —
Sulfate de soude	8 —
Eau distillée	100 —

CHÉRON.

Eau pure stérilisée	100 gr.
Phosphate de soude	10 —
Chlorure de sodium	5 —
Sulfate de soude	2 — 50 centigr.
Acide phénique neigeux	1 — 50 —

HUCHARD.

Glycérophosphate de soude	3 gr.
Chlorure de sodium	3 —
Eau distillée, Q. S. pour 1000 c. c.	

VANDEVELDE.

Chlorure de sodium	3 gr.
— de potassium	3 —
Carbonate de soude	2 — 50 centigr.
Phosphate de soude	3 —
Sulfate de potasse	2 —
Eau stérilisée, Q. S. pour 100 c. c.	

VANDEVELDE.

Eau (non distillée) stérilisée	300 gr. 00
Chlorure de sodium	2 — 10
Citrate ou Benzoate de caféine	0 — 75

MARFAN.

Phosphate de soude	3 gr.
Sulfate de soude	2 —
Chlorure de sodium	1 —
Acide phénique neigeux	0 — 50 centigr.
Eau distillée, Q. S. pour 100 cent. cubes.	

BARDET.

Chlorure de sodium	5 gr.
Sulfate de soude	10 —
Véhicule stérilisé, Q. S. pour 1000 c. c.	

HAYEM.

Sérum chirurgical.

Chlorure de sodium......... 7 gr. 50 centigr.
Eau stérilisée, Q. S. pour 1000 c. c.

Spartéïne.

Sulfate de spartéine.... .... 5 gr.
Véhicule stérilisé, Q. S. pour 100 cent. c.

ROUSSEL.

1. c. c. deux ou trois fois dans la journée. — Anasarque, affections cardiaques, phtisie.

Strychnine (arséniate de).

Arséniate de strychnine............. 0 gr. 30
Véhicule stérilisé, Q. S. pour 100 c. c.

ROUSSEL.

1 c. c. — Accidents paludéens, fièvres, phtisie, alcoolisme aigu.

1 c. c. — Insolations.

Succinimide de mercure.

Succinimide de mercure...... 0 gr. 20 centigr.
Eau stérilisée.............. 100 —

JULLIEN.

1 c. c. — Syphilis.

Sulfate de strychnine.

Sulfate de strychnine........ 0 gr. 03 centigr.
Sulfate d'atropine........... 0 — 002 milligr.
Nitroglycérine.............. 0 — 005 —
Eau distillée, Q. S. pour 100 c. c.

FABRICIUS.

Sulfo-ichthyolate de soude.

Sulfo-icthyolate de soude.............. 2 gr.
Eau................................ 100 —

UNNA.

3 c. c. — Lupus.

Tartrate double de cuivre et de soude.

Tartrate double de cuivre et de soude.... 1 gr.
Eau stérilisée......................... 100 —

LUTON, HARNACH.

Phtisie pulmonaire.

Térébenthine (Essence de).

Essence de térébenthine 3 fois distillée.... 10 gr.
Huile stérilisée, Q. S. pour 100 c. c.

ROUSSEL.

1 à 2 c. c. — Coliques hépatiques, ictère grave.

Essence de térébenthine pure, 1 à 4 c. c.

FOCHIER.

Fièvre puerpérale et pneumonie, afin de provoquer des abcès dérivatifs.

Thymol-acétate de mercure.

Thymol-acétate de mercure............ 1 gr.
Vaseline liquide...................... 10 —

LŒWENTHAL.

1 c. c., tous les huit jours. — Syphilis.

Valérianate de quinine et antipyrine.

Valérianate de quinine et antipyrine.... 20 gr.
Véhicule stérilisé, Q. S. pour 100 c. c.

1 à 2 c. c. — Dysménorrhée nerveuse.

Véhicule aseptique.

Essence d'eucalyptus	150 gr.
— de Wintergreen	50 —
— de géranium rosat	50 —
Eau distillée	50 lit.

J. Mousnier.

Incorporez les essences à l'eau, à l'aide du carbonate de magnésie.

Zozoiodolate de mercure.

Zozoïodolate de mercure	0 gr. 80 centigr.
Iodure de potassium	1 — 40 —
Eau distillée, 100 c. c.	

Schimmer.

1 c. c. deux fois la semaine. — Cause une douleur très vive.

TROISIÈME PARTIE

MÉMORIAL HYPODERMIQUE

Abcès froids.

LUTON, de Reims, doit quelques succès aux injections sous-cutanées de *serum artificiel oxygéné:*

Phosphate de soude....................	15 gr.
Eau stérilisée........................	135 —
Eau oxygénée à 20 volumes. Q. S. pour 200 cent. c.	

Injecter dans la cavité de l'abcès, après l'avoir ponctionné, 5 grammes de sérum oxygéné. — A répéter de huit jours en huit jours.

Abcès tuberculeux.

MARIOTTI, après avoir évacué le contenu de la cavité, y injecte le mélange suivant :

Essence de girofle.........	10 gr.
Huile stérilisée. Q. S. pour 100 cent. c.	

Recommandé aussi par NANNOTI, TIROCT et KANASZ.

Accouchements.

Pour modérer la douleur pendant le travail, AUVARD, IMBERT DE LA TOUCHE, et nombre d'autres accoucheurs se sont bien trouvés d'injecter de un à deux centimètres cubes de la formule suivante :

Antipyrine.............. .... 50 gr.
Chlorhydrate de cocaïne................ 1 —
Véhicule aseptique. Q. S. pour 100 cent. c.

SCHWAB recommande, pour exciter les contractions utérines, les injections de *quinine.*

Pour provoquer des contractions énergiques de la matrice, dans les cas d'*atonie utérine intra partum*, KATZENELENBOGEN (de Nesvige, Russie) préconise les injections sous-cutanées de caféine : 1 centimètre cube de la solution à 25 o/o de caféine dans le benzoate de soude.

Dans les *hémorrhagies post partum*, les injections massives de sérum artificiel ont rendu des services inespérés et il ne faut pas craindre d'injecter de 300 à deux mille grammes de sérum en une seule fois. Quand nous disons en une seule fois, l'expression n'est pas précisément exacte — il faut ne pas excéder la dose de trois cents centimètres cubes en un même point. — Faire l'injection lentement, très lentement, et recommencer quatre et cinq fois de suite en divers points. (MAYGRIER, DASTRE, LOYE, LEJARS.)

Adynamie cardiaque.

MONCORVO, SEVESTRE, HUCHARD, BRUNEAU prescrivent la caféine comme un médicament précieux. Chez les enfants, cette préparation est très en honneur.

Caféine injectable (TANRET).

Caféine........................ 25 gr.
Benzoate de soude.............. 29 — 50 cent.
Véhicule stérilisé. Q. S. pour 100 cent. c.

Chaque seringue contient 25 centigrammes de caféine.

Dose : 1 à 2 seringues dans la journée.

ROUSSEL et A. ROBIN prescrivent la spartéine.

Ce médicament renforce le muscle cardiaque d'une façon tout à fait remarquable et régularise les battements du cœur.

Albuminurie.

Les injections d'iode ont été préconisées par MENELLA pour combattre l'albuminurie. Après lui, quelques praticiens italiens et français ont vanté les bons effets de cette médication.

Iode injectable (MENELLA).

Iode pur........................ 0 gr. 20 cent.
Iodure de potassium............ Q. S.
Eau distillée. Q. S. pour 20 cent. c.

Chaque seringue contient un centigramme d'iode pur.

Dose : 1 à 2 centimètres cubes par jour.

Iode injectable (J. MOUSNIER).

Iode pur...................... 2 gr.
Tannin........................ 0 — 50 cent.
Eucalyptol................. 20 —
Huile stérilisée. Q. S. pour 100 cent. c.

Chaque seringue contient 2 centigrammes d'iode pur.

Iode injectable (J. MOUSNIER).

Iode pur...................... 5 gr.
Tannin........................ 1 — 50 cent.
Eucalyptol.................... 20 —
Huile stérilisée. Q. S. pour 100 cent. c.

Chaque seringue contient 5 centigrammes d'iode pur.

Iode injectable (J. MOUSNIER).

Iode pur.............................. 2 gr.
Iodure de potassium................... 3 —
Huile stérilisée. Q.S. pour 100 cent. c.

Chaque seringue contient 2 centigrammes d'iode.

Les injections d'*arsenic* et de *strychnine* rendent les plus grands services dans le traitement de cette affection.

1 centimètre cube d'*arséniate de strychnine injectable* chaque jour.

Au bout de quelques jours, on peut donner une seringue et demie et aller même jusqu'à une seringue de 2 centimètres cubes. Il n'y a aucune crainte à avoir.

Arsenic injectable.

Arsénite de potasse........... 0 gr. 20 cent.
Véhicule stérilisé. Q. S. pour 100 cent. c.

Chaque seringue contient 2 milligrammes d'arsénite de potasse.

Quelques auteurs recommandent les injections de liqueur de Fowler, mais elles sont toujours douloureuses et doivent être rejetées de la pratique hypodermique.

Les injections de *fer*, de *phosphate* et de *phosphore* ont, aussi, été prescrites avec succès. Roussel a retiré le plus grand bénéfice des injections de phosphore et de phosphate.

Fer injectable (Roussel).

Salicylate de fer....................... 1 gr.
Véhicule stérilisé. Q. S. pour 100 cent. c.

Chaque seringue contient 1 centigramme de salicylate de fer.

Dose : 1 seringue chaque jour.

Fer injectable (Roussel et Mousnier).

Chlorure double de fer et de quinine...... 1 gr.
Véhicule stérilisé. Q. S. pour 100 cent. c.

Chaque seringue contient 1 centigramme de chlorure double de fer et de quinine.

Dose : 1 seringue chaque jour.

Fer injectable (J. MOUSNIER).

Glycérophosphate de soude..............	5 gr.
Salicylate de fer........................	2 —
Véhicule aseptique. Q. S. pour 100 cent. c.	

Chaque seringue contient 5 centigr. de glycérophosphate de soude et 2 centigr. de salicylate de fer.

Dose : 1 centimètre cube par jour.

Ces trois préparations sont de très longue conservation et très recommandables.

Phosphore injectable (ROUSSEL).

Phosphore pur..................	0 gr. 40 cent.
Eucalyptol.....................	20 —
Huile stérilisée. Q. S. pour 100 cent. c.	

Chaque seringue contient 4 milligrammes de phosphore pur.

Dose : 1 seringue tous les jours pendant cinq jours. Cesser pendant le même nombre de jours, puis recommencer.

Phosphate injectable (ROUSSEL).

Phosphate de soude......................	5 gr.
Véhicule stérilisé. Q. S. pour 100 cent. c.	

Chaque seringue contient 5 centigrammes.

Injection phospho-arsenicale (BARTH).

Arséniate de soude..............	0 gr. 20 cent.
Phosphate de soude............	1 —
Sulfate de soude...............	2 —
Eau stérilisée..................	20 —

Injecter 1/2 à 1 centimètre cube et demi par jour.

Glycérophosphate de soude (J. Mousnier).

Glycérophosphate de soude.............	10 gr.
Véhicule stérilisé. Q. S. pour...........	100 c. c.

Chaque seringue contient 10 centigrammes.

Pour les injections de phosphate et de glycérophosphate de soude, on peut se servir de seringues contenant 3 centimètres cubes ou 5 centimètres cubes. L'injection, même à ces doses, peut être répétée 2 fois dans la journée.

Solution vitale dynamogène (Vindevogel).

Glycérophosphate de soude.....	5 gr.
Arséniate de strychnine........	0 — 20 cent.
Benzoate de caféine...........	5 —
Véhicule stérilisé. Q. S. pour...	100 cent. c.

Dose : 1 à 2 centimètres cubes par jour.

Excellent névrosthénique et cardiosthénique.

D'autres praticiens ont préconisé les injections de *caféine,* pour combattre les accidents du côté du cœur.

Enfin quelques auteurs et Dujardin-Beaumetz, en particulier, se sont montrés partisans de la *strophantine.*

Strophantine injectable (J. Mousnier).

Strophantine....................	0 gr. 01 cent.
Véhicule stérilisé. Q. S. pour	100 cent. c.

Chaque seringue contient un dixième de milligramme.

Dose : 1 à 2 seringues.

Alcoolisme aigu.

Glinsky recommande les injections sous-cutanées d'*ammoniaque.*

Ammoniaque liquide................	40 gouttes.
Eau distillée......................	20 cent. c.

Chaque seringue contient 2 gouttes d'ammoniaque.

Dose : 1 centimètre cube, à répéter s'il est nécessaire.

Un autre praticien a préconisé le chlorhydrate d'ammoniaque.

Chlorure d'ammonium pur..............	5 gr.
Véhicule stérilisé. Q.S. pour...........	100 c. c.

Dose : 1 à 2 centimètres cubes.

Ces deux liqueurs, injectées sous la peau, sont douloureuses.

Au cas où apparaîtrait un accès de Délirium tremens, il faudrait injecter de suite la *strychnine :* on donnerait l'opium pour calmer l'accès, le plus souvent il suffit, et on peut seconder son action en faisant respirer au malade de l'eau sédative, ce qui est un moyen de rendre plus tolérables les vapeurs d'ammoniaque; mais il ne faut pas oublier que la strychnine seule, à la dose de trois à six centigrammes par jour, empêchera le retour de semblables accidents.

Combemale emploie la *strychnine* environ 15 jours de suite, aux doses que nous indiquons ci-dessus, et Paul Lefert recommande le même traitement.

Alcoolisme chronique.

Jarochewsky, Pombrak, Stripsover se sont très bien trouvés des injections sous-cutanées de *strychnine.*

Doses : Au début 1 centimètre cube, pour arriver progressivement à 2 centimètres cubes chaque jour.

Après eux, un grand nombre de praticiens ont obtenu par cette méthode de véritables succès.

Fedoroff a rapporté douze observations d'alcooliques

qui ont été traités avec succès par les injections de strychnine.

Malheureusement si l'amélioration des troubles gastro-intestinaux est incontestable, si les accidents neurasthéniques disparaissent rapidement et presque tota lement, si le sommeil, dès la cinquième ou sixième injection, devient plus régulier, plus réparateur, plus calme, le traitement par la strychnine n'empêche pas les buveurs de recommencer à boire, et les guérisons, ou améliorations sont, en général, de peu de durée.

On se trouvera bien de faire alterner les injections de *strychnine* avec la *spartéine*.

La *spartéine* est un merveilleux médicament hypodermique dont l'usage est appelé à se généraliser de plus en plus.

Aliénation mentale.

Pour calmer la surexcitation des aliénés, l'*hyoscyamine*, l'*hyoscine* et la *duboisine*, à la dose de un à deux centimètres cubes, ont été vivement recommandés.

Amblyopie.

Dans les amblyopies par insolation ou par intoxication tabagique ou alcoolique, aucune médication ne vaut les injections sous-cutanées de *strychnine*.

Dose : 1 centimètre cube chaque matin.

Aménorrhée.

Roussel indique les injections de fer injectable.

Dose : 1 à 2 centimètres cubes par jour.

L'apiol injectable est aussi prescrit par le même.

Apiol injectable (Roussel).

Apiol cristallisé........................	20 gr.
Huile stérilisée. Q. S. pour.............	100 c. c.

Chaque centimètre cube contient 20 centigrammes.

Anaphrodisie.

Dans l'anaphrodisie trouvent place le *phosphore injectable*, l'*arséniate de strychnine*, le *glycérophosphate de soude*, les injections *séquardiennes de sac testiculaire*, la *solution vitale dynamogène* de Vindevogel.

Anasarque.

La *spartéine* a été préconisée par quelques auteurs.

Spartéine injectable (Roussel).

Sulfate de spartéine.....................	5 gr.
Véhicule stérilisé. Q. S. pour...........	100 —

Chaque seringue contient 5 centigrammes de médicament.

Dose : 1 centimètre cube, à répéter deux ou trois fois dans la journée, si cela paraît nécessaire.

Voir *Albuminurie*.

Anémie.

Le fer et l'arsenic sont préconisés par nombre de médecins, et des plus haut placés, et de toutes les nationalités. Généralement, on fait alterner les deux médications.

Le praticien aura donc à choisir entre le fer injectable de Roussel, le fer injectable de Mousnier, l'arsenic injectable de Roussel.

Un jour, il donnera une seringue de *fer ;* le lendemain, une seringue d'*arséniate* de *strychnine*.

Le temps est passé où Hirschfeld pouvait écrire (1) sans crainte d'être démenti: Les injections ferrugineuses sous-cutanées sont douloureuses; ces injections sont inefficaces ; cette médication est peu pratique et difficilement applicable dans la clientèle ; actuellement il n'existe aucune préparation qui réalise toutes les conditions désirables pour ces injections.

Cependant le salicylate de fer naissant de Roussel et le chlorure doublé de fer et de quinine de Mousnier avaient déjà reçu des applications aussi nombreuses qu'heureuses, dont les résultats avaient été publiés et communiqués à diverses sociétés savantes. Presque en même temps Dujardin-Beaumetz publiait les lignes suivantes qui sont loin de conclure à l'inefficacité des injections de fer.

Magagni, avec Huguenin, Wychinski, N. Neuss, recommande contre la chlorose les injections sous-cutanées de pyrophosphate, de citrate et de pyrophosphate citro-ammoniacal de fer, à la dose de trois grammes en solution à cinq pour cent. Les injections doivent être faites avec une longue aiguille pour que la solution soit portée aussi loin que possible de l'endroit où a été faite la piqûre. On fait ensuite un massage modéré pour favoriser l'absorption de la solution. Dans dix cas Magagni dit avoir obtenu rapidement la guérison de la chlorose.

Les injections ferrugineuses ont été aussi préconisées par Rosenthal et il déclare que trente à quarante minutes après l'injection on voit le fer apparaître dans les urines, ce qui prouve la rapidité de son absorption. Enfin après Roussel, Boisson, Bilhaut, Gelineau ont publié des séries d'observations de malades anémiques traités par les injections hypodermiques, observations toutes très concluantes. L'effet est tellement rapide que

(1) *Contribution à l'étude des ferrugineux en injections hypodermiques.*

(2) *Bulletin général de thérapeutique.*

dès le huitième jour, le plus souvent, l'amélioration est manifeste et nous redirons avec GELINEAU : Déconseiller ou proscrire les injections de fer, c'est se priver à plaisir d'une arme énergique et rapide en ses effets. L'usage de ces injections s'impose à chaque instant dans la pratique, sans parler même de leur emploi banal dans la chlorose et l'anémie quand l'estomac délabré montre un profond dégoût pour les médicaments dont il est fatigué.

L'hémoglobine est aussi utilisée avec succès.

Hémoglobine........................	25 gr.
Véhicule stérilisé. Q. S. pour..........	100 c. c.

Chaque centimètre cube contient 25 centigrammes d'hémoglobine.

Dose : 1 seringue de 2 centimètres cubes par jour.

D'autres ont cru devoir adjoindre à ces médications le phosphate et le glycérophosphate.

Il est certain qu'on retire de bons résultats de ces dernières préparations, à condition de faire en même temps des injections de *fer* et d'*arséniate de strychnine*.

VINDEVOGEL fait alterner les injections de *fer* avec celles de son liquide *vital dynamogène*.

DE RENZI recommande les injections d'*arsenic*, dans les anémies et les chloroses graves, rebelles aux autres traitements.

VESTERI, RANIERI, CLENEW, GOGOLI, TEUMANN, KOURIED, ROUSSEL, recommandent les injections de *mercure*.

Dans ce cas, nous donnons la préférence aux injections de biiodure :

Biiodure de mercure (MOUSNIER).

Biiodure de mercure..................	1 gr.
Huile stérilisée. Q. S. pour.............	100 c. c.

Chaque seringue contient 1 centigramme.

Dose : 1 centimètre cube tous les deux jours.

Kernic, dans les anémies graves, dit s'être bien trouvé des injections d'*arsénite de potasse*.

Les injections d'or, associées aux injections de *fer* et de *phosphate*, ont aussi triomphé d'anémies graves.

Roussel y a eu souvent recours.

Or injectable (Roussel).

Chlorure d'or...........................	1 gr.
Véhicule stérilisé. Q. S. pour...........	100 c. c.

Chaque seringue contient 1 centigramme de sel d'or.

Dose : 1 à 2 centimètres cubes par jour.

Menella retire de très bons résultats des injections d'*iode*.

Dans les anémies aiguës, Frank emploie les injections d'*eau salée*.

Dans ce cas, on peut prescrire les injections de *sérum Hayem* (1) :

Chlorure de sodium..................	5 gr.
Sulfate de soude..........................	10 —
Véhicule stérilisé. Q. s. pour.........	1000 c. c.

Dose : 1 seringue de 3 centimètres cubes, à répéter deux et trois fois dans la journée.

Ou les injections de *sérum Chéron :*

Acide phénique neigeux..............	1 gr.
Chlorure de sodium....................	2 —
Phosphate de soude....................	8 —
Eau distillée..............................	100 —

(1) Pour que les injections de sérum soient bien tolérées, il est bon d'en porter la température à 28 ou 30° centigrades.

Dose : 1 à 2 seringues de 5 centimètres cubes dans la journée.

HUCHARD formule :

Eau pure stérilisée............	100 gr.
Phosphate de soude chimiquement pur......................	10 —
Chlorure de sodium chimiquement pur................	5 —
Sulfate de soude chimiquement pur......................	2 — 50 cent.
Acide phénique neigeux........	1 — 50 —

BALLET modifie ainsi ces formules :

Phosphate de soude...........	3 gr.
Sulfate de soude..............	2 —
Chlorure de sodium...........	1 —
Acide phénique neigeux........	0 — 50 cent.
Eau distillée. Q. S. pour.......	100 c. c.

VANDEVELDE, assistant de bactériologie à la faculté de Louvain, se sert du sérum :

Glycéro-phosphate de soude............	3 gr.
Chlorure de sodium....................	3 —
Eau distillée. Q. S. pour...............	1000 c. c.

Il blâme l'usage du sérum Chéron et de toutes les préparations qui contiennent de l'acide phénique, du sublimé, en un mot un antiseptique, qui, d'après lui, altère les globules et les cellules, est réductif de la fonction vie, est franchement asphyxiant et toxique.

Il propose aussi un sérum, qui se rapproche du sérum de jeune taureau, dont il injecte 10 centim. cubes à la fois et ainsi composé :

Chlorure de sodium...........	3 gr.
Chlorure de potassium........	3 —
Carbonate de soude...........	2 — 50 cent.

Phosphate de soude........... 3 gr.
Sulfate de potasse............ 2 —
Eau. Q. S. pour 1000 centimètres cubes.

5 à 10 centimètres cubes tous les deux jours.

Enfin, ces dernières années, on dit avoir eu de bons effets des injections *séquardiennes de suc testiculaire de cobaye.*

Anémie cérébrale.

Phosphore injectable.

Une seringue pendant trois jours de suite ; laisser le malade se reposer trois jours, puis recommencer (ROUSSEL).

Les injections de phosphore exercent une action toni-stimulante remarquable sur tout le système nerveux. Elles rendent le travail intellectuel moins pénible, permettent de demander au cerveau un effort qu'il n'aurait pu supporter sans elles.

Phosphate injectable.

Une seringue de 3 centimètres cubes chaque jour (ROUSSEL).

Fer injectable.

Une seringue chaque jour quand on ne fait pas les injections de phosphore (ROUSSEL).

L'*arséniate de strychnine* et la solution *vitale dynamogène* de VINDEVOGEL sont aussi recommandés par quelques praticiens.

Anesthésie chirurgicale.

SCHLEICH emploie trois solutions de cocaïne dans l'eau chlorurée

Solution n° 1 : elle est employée dans le cas où les tissus très enflammés présentent une hyperesthésie considérable ; elle a la composition suivante :

Chlorhydrate de cocaïne.......	o gr. 20 cent.
Chlorhydrate de morphine.....	o — 025 milligr.
Chlorure de sodium...........	o — 20 —
Eau distillée. Q. S. pour.......	100 cent. cubes.

Dose: 10 à 25 cent. cubes.

Solution n° 2 : celle qu'on doit employer dans les cas courants :

Chlorhydrate de cocaïne........	o gr. 10 cent.
Chlorhydrate de morphine......	o — 025 mill.
Chlorure de sodium............	o — 20 cent.
Eau phéniquée à 5 o/o.........	deux gouttes.
Eau distillée. Q. S. pour faire..	100 cent. cubes.

Dose maxima : 50 cent. cubes.

Cette solution a été expérimentée par Feindel frères, qui ont cru devoir s'assurer si l'anesthésie locale obtenue par une injection de ce liquide était de suffisante durée pour permettre l'extraction des dents. De leurs recherches ils ont conclu que cette solution devait être recommandée comme anesthésique d'usage courant.

Ces auteurs ont pratiqué un nombre relativement considérable d'extractions dentaires, après avoir obtenu l'anesthésie locale à l'aide d'injection du liquide de Schleich. L'anesthésie est sinon plus complète, ce qu'ils croient cependant pouvoir affirmer, au moins tout aussi profonde que celle qu'on obtient à l'aide d'une solution à 1 o/o de cocaïne et elle offre l'avantage immense d'écarter tout danger d'intoxication cocaïnique.

Solution n° 3 : destinée aux opérations sur les tissus profonds et pour remplacer, à un moment donné, les deux solutions précédentes plus fortes. On emploie jusqu'à cinq cents cent. cubes de cette solution.

Chlorhydrate de cocaïne.......	o gr. 01 cent.
Chlorhydrate de morphine.....	o — 005 mill.
Chlorure de sodium...........	o — 20 cent.
Eau phéniquée à 5 o/o........	deux gouttes.
Eau distillée. Q. S. pour......	100 cent. cubes

Anesthésie locale.

Pour les petites opérations, on obtient facilement l'anesthésie locale à l'aide de différents produits employés par voie hypodermique.

G. Sée emploie l'antipyrine associée à la cocaïne, d'après la formule suivante :

Antipyrine....................	2 gr.
Chlorhydrate de cocaïne.......	0 — 04 cent.
Eau filtrée bouillie............	4 —

Une à trois injections sous-cutanées de 1 centimètre cube.

On peut avoir recours à l'une des solutions de Schleich, citées plus haut, ou encore, comme le fait Lagrange, à l'association de la cocaïne et de l'acide phénique.

Eau phéniquée à 3 p. 100.......	0 gr. 50 cent.
Chlorhydrate de cocaïne........	0 — 01 cent.

à employer en deux piqûres avant les avulsions dentaires.

Von Œfelde, de son côté, prescrit dans les mêmes cas :

Phénate de cocaïne.................	0 gr. 10
Alcool.............................	5 —
Eau stérilisée.....................	5 —

dont il injecte deux centimètres cubes, comme analgésique.

Enfin A. Prieur, prescrit :

Solution de trinitrine au centième..	X gouttes
Chlorhydrate de cocaïne..........	0 gr. 20 cent.
Eau stérilisée.....................	10 grammes

il injecte 1/2 à un centimètre cube de cette solution,

dans laquelle la trinitrine préviendrait les accidents de la cocaïne.

TERRIER et SCHLEICH ont proposé de substituer la *caféine* à la *cocaïne*.

Caféine........................	2 gr. 50 cent.
Benzoate de soude.............	2 — 95 —
Eau stérilisée. Q. S. pour.......	10 cent. c.

Une à deux injections de 1 centimètre cube chaque.

La *cocaïne* employée d'après la méthode de GAUTHIER.

Eau...........................	10 gr.
Chlorhydrate de cocaïne........	0 — 20 cent.
Solution de trinitrine au 100°...	X gouttes.

La *trinitrine*, vaso-dilatateur énergique, mélangée à la cocaïne, en détruit ou en atténue l'action générale, tout en permettant à l'action locale de se montrer avec toute son intensité.

L'*eucaïne*, en association avec la *cocaïne*, est depuis peu de temps fort en faveur.

Chlorhydrate de cocaïne........	0 gr. 20 cent.
Chlorhydrate d'eucaïne.........	0 — 20 —
Eau distillée bouillie	20 —

(VINCI et SCHWERGER.)

Le *menthol*, d'après la formule de ROUSSEL, est un bon analgésique qui agit très bien, c'est un excellent antinévralgique.

Dans la chirurgie dentaire et dans les opérations de petite chirurgie, O'FOLLOWELL prescrit :

Gaiacol............................	10 gr.
Véhicule stérilisé. Q. S. pour...........	100 c. c.

Angine diphtérique.

La *pilocarpine*, à la dose de 1 à 2 seringues, suivant l'intensité du cas, a donné des résultats merveilleux.

Pilocarpine injectable (ROUSSEL).

Azotate de pilocarpine	1 gr.
Véhicule stérilisé. Q. S. pour..........	100 c. c.

Chaque seringue contient 1 centigramme.

VIALLE recommande aussi les injections de *pilocarpine*, dans la diphtérie limitée aux amygdales et au pharynx.

Quand, au cours de la maladie, il survient un ralentissement des battements du cœur, il faut avoir recours à la *caféine*.

SELLEDEN, en Suède, dit que sur *quatorze cents* cas de diphtérie traités par lui à l'aide du *cyanure de mercure*, il n'a eu que *soixante-neuf* décès, soit 4 pour *cent*.

Doses : de 14 à 26 ans, une seringue toutes les 12 heures ; 1/2 seringue, 2 fois le jour, chez les enfants plus jeunes.

Sérum antidiphtéritique.

1° Si *angine diphtéritique pure et bénigne*, injection de 20 cent. cubes de sérum de Roux.

Généralement, le 2e jour, l'enfant guérit par élimination des fausses membranes.

2° Si *angine diphtéritique pure grave*, injecter le 1er jour 20 cent. cubes.

Si, le second jour, le pouls n'a pas diminué de fréquence, si la température ne s'est pas abaissée, si la respiration se fait avec peine, injecter de nouveau 10 cent. cubes, le matin, et 10 cent. cubes le soir.

Le 3e jour, si l'amélioration n'est pas marquée, injecter encore 10 c. cubes.

3° Si *angine diphtéritique associée*, dès qu'un petit malade est atteint de broncho-pneumonie, dès que dans les membranes excrétées se montrent des streptocoques, on fera immédiatement succéder à une injection de 20 c. c. de sérum antidiphtéritique, une injection de 10 c. c. de sérum antistreptococcique.

Angine folliculaire.

ALEXANDER s'est bien trouvé de l'emploi des injections d'*huile camphrée.*

Huile camphrée (ROUSSEL).

Camphre pur........................	10 gr.
Eucalyptol..........................	20 —
Huile stérilisée. Q. S. pour............	100 c. c.

Chaque seringue contient 10 centigrammes de camphre.

Dose : 1 ou 2 seringues par jour.

D'après ROUSSEL, on obtient des résultats plus rapides, en alternant les injections de *camphre* avec les injections de *phéneucalyptol.*

Phéneucalyptol (ROUSSEL).

Phénol absolu........................	100 gr.
Eucalyptol............................	100 —
Huile stérilisée. Q. S. pour............	1000 c. c.

Chaque seringue contient 10 centigrammes de *phénol.*

Dose : 1 à 2 seringues par jour.

Angine de poitrine.

Le *tribromure d'allyle*, préconisé par DE FLEURY, de Bordeaux, a été employé avec succès par lui et quelques imitateurs dans l'angine de poitrine, pour combattre la dyspnée.

Tribromure d'allyle.................... 10 gr.
Huile stérilisée. Q. S. pour............. 100 c. c.

Chaque seringue contient 10 centigrammes.

Dose: 1 seringue, à répéter s'il y a lieu deux ou trois fois, de demi-heure en demi-heure.

De Fleury employait le véhicule éther ; mais les injections étaient suivies de douleurs intolérables, tandis qu'avec le véhicule huile, elles sont fort bien tolérées.

La *morphine*, indiquée par plusieurs auteurs, doit être délaissée autant que possible, car, avec ce médicament, il y a à craindre l'accoutumance, toujours si grave en ses conséquences. Employer de préférence la formule suivante :

Atropine et morphine (J. Roussel).

Chlorhydrate de morphine pur... 1 gr.
Sulfate neutre d'atropine......... 0 — 025 c.
Véhicule stérilisé. Q. S. pour.... 100 cent. c.

Chaque seringue contient 1 centigramme de morphine et 1/4 de milligramme d'atropine,

Dose: 1 seringue, que l'on répétera une heure après, s'il est nécessaire.

Huchard recommande, pour combattre la dyspnée, les injections sous-cutanées de *trinitrine;*

Fouvenant montre grande confiance en la même médication.

Trinitrine injectable (J. Mousnier).

Solution de trinitrine au 100e........... 5 gr.
Véhicule stérilisé. Q. S. pour........... 100 c. c.

Chaque seringue contient un demi-milligramme.

Dose : de 3 à 4 seringues dans la journée.

BIBLIOTHÈQUE NATIONALE R.F. IMPRIMÉS

DUJARDIN-BEAUMETZ dit s'être bien trouvé de 1 ou 2 injections par jour de 1 seringue chaque de *cicutine*.

Conicine ou Cicutine injectable (J. MOUSNIER).

Bromhydrate de conicine...............	5 gr.
Véhicule stérilisé. Q. S. pour..........	100 c. c.

Chaque seringue contient 5 centigrammes de conicine.

GERMAIN SÉE, de son côté, prescrit l'*antipyrine*, une ou deux seringues par jour.

ROUSSEL emploie avec succès les injections de *strychnine*, à la dose d'une seringue par jour.

Pour provoquer le sommeil, il est indiqué d'avoir recours à la *paraldéhyde*.

HUCHARD et ELOY ont employé l'*aspidospermine* avec succès.

Chlorhydrate d'aspidospermine........	4 gr.
Eau distillée.........................	100 —

1 cent. cube.

L'injection est légèrement irritante, mais la douleur est de peu de durée.

Angine tuberculeuse.

Dans l'angine tuberculeuse, on se trouvera bien de l'emploi de l'*eucalyptol*.

Eucalyptol injectable (ROUSSEL)

Eucalyptol..........................	20 gr.
Huile stérilisée. Q. S. pour...........	100 c. c.

Chaque seringue contient 20 centigrammes d'*eucalyptol*.

Dose : 1 centimètre ou 2 centimètres cubes par jour.

Le *menthol* donne aussi des résultats appréciables.

Menthol injectable (ROUSSEL).

Menthol..............................	15 gr.
Huile stérilisée. Q. S. pour.............	100 c. c.

Chaque seringue contient 15 centigrammes de *menthol.*

Dose : 1 centimètre cube chaque jour.

ROUSSEL conseille de faire alterner ces deux médicaments, en donnant un jour une seringue de l'un, le lendemain une seringue de l'autre.

Anorexie.

On a conseillé les injections de *menthol* et celles de *strychnine*, en alternant de jour en jour.

Anthrax.

DANET recommande de faire, tout autour de la tumeur, de façon à la circonscrire, une série d'injections hypodermiques avec le liquide suivant ;

Acide phénique pur....................	3 gr.
Glycérine.............................	100 —

Le même liquide sert à imbiber des compresses, que l'on maintient sur la tumeur.

A ce liquide nous préférons le *phéneucalyptol*, que nous employons de la même façon.

Antisepsie générale.

DUJARDIN-BEAUMETZ prescrit comme antiseptique général, le permanganate de potasse à la dose de 30 à 40 centigr. par jour.

Roussel préfère les injections de phéneucalyptol.

Aphrodisie.

Injections de *camphre*.

Apoplexie cérébrale.

Après l'attaque, les injections d'*arséniate de strychnine* trouvent une indication bien nette.

Huchard recommande les injections d'*ergotinine*, selon la formule de Tanret.

Ergotinine injectable (Tanret).

Ergotinine...........................	5 cent.
Acide lactique........................	10 —
Véhicule aseptique. Q. S. pour.........	100 c. c.

Chaque seringue contient 1/2 milligramme d'*ergotinine*.

Dose : 1 à 2 centimètres cubes.

D'autres recommandent de préférence l'*ergotine*.

Ergotine Bonjean.....................	20 gr.
Véhicule stérilisé. Q. S. pour............	100 c. c.

Chaque seringue contient 20 centigrammes d'élément actif.

Dose : 1 à 2 centimètres cubes par jour.

Ou encore :

Ergotine yvon......................	20 gr.
Véhicule stérilisé. Q. S. pour..........	40 c. c.

1 à 4 c. c.

Artério-sclérose.

Lorsque surviennent des phénomènes congestifs du côté de l'encéphale, ou des suffusions hémorrhagiques sur la rétine, HUCHARD recommande les injections d'*ergotine* ou d'*ergotinine*.

Arthritisme

L'arthritisme est victorieusement combattu par la *lithine.*

Lithine injectable (ROUSSEL).

Salicylate de lithine....................	5 gr.
Véhicule aseptique. Q. S. pour..........	100 c. c.

Chaque seringue contient 5 centigrammes de sel de lithine (1).

Dose : 1 à 2 centimètres cubes.

LÉVY et WEIR MITCHELL donnent la préférence au *bromure de lithine.*

Bromure de lithine....................	20 gr.
Véhicule stérilisé. Q. S. pour..........	100 c. c.

Chaque centimètre cube contient 20 centig. de sel de lithine; une à deux seringues chaque jour.

Nous n'avons pas besoin d'insister pour faire ressortir quelle place a prise en thérapeutique le *salicylate de méthyle*, préconisé

1° en frictions externes, à la dose de trois à quatre grammes, par FREDEG, GOURAUD, OULMONT, GALLIARD, BÉCLÈRE, LEMOINE, LINOSSIER, LEGENDRE, LE STRAT ;

(1) Comme médication adjuvante par la bouche, les pilules d'Anduran, (Pilules alcalines lithinées, 2 matin et soir).

2° en inhalations pulmonaires, par DUPLESSIS.

Nous avons pensé que cette médication donnerait des résultats encore plus prompts par voie sous-cutanée, et l'expérience est venue confirmer nos espérances.

Salicylate de méthyle..................	20 gr.
Huile stérilisée. Q. S. pour............	100 c. c.

Dose : un à deux centimètres cubes, qu'on peut répéter dans la journée.

Arthropathies syphilitiques.

Le meilleur moyen de combattre les manifestations articulaires de la syphilis acquise consiste à employer les injections sous-cutanées de salicylate de méthyle mercuriel, dont la formule est :

Salicylate de méthyle..........	20 gr.
Biiodure de mercure...........	0 — 50 cent.
Huile stérilisée. Q. S. pour....	100 cent. cubes.

Ascite.

La *pilocarpine* fournit un médicament réellement héroïque en cette affection.
Dose : 1 à 2 seringues dans les 24 heures.

Asphyxie locale et gangrène symétrique des extrémités, maladie de Raynaud.

Ici il ne peut être question que de calmer la douleur, et pour cela on aura recours à la *morphine* ou à l'*antipyrine.*

Asphyxie des nouveau-nés.

En Amérique, on préconise les injections sous-cutanées d'*eau-de-vie* à la dose de 5 à 6 gouttes chaque bras.

Brown a injecté jusqu'à 15 gouttes en trois ou quatre fois.

En général, l'enfant revient rapidement à la vie. Il n'est guère de cas rebelles, ajoute Brown.

A l'eau-de-vie ou au wisky, Belfort Brown ajoute une goutte de teinture de belladone.

Asthme.

Avec l'asthme nous nous trouvons aux prises avec une pharmacopée entière. Peu d'affections, en dehors de la phtisie pulmonaire et de celle-ci, ont fait naître un aussi grand nombre de médicaments.

Cela se comprend : en effet, la phtisie n'est pas plus une que l'asthme n'est un ; aussi, dans un cas comme dans l'autre, a-t-on obtenu des résultats palpables, heureux, indéniables, avec des médications absolument différentes les unes des autres.

Il faut aussi ne point oublier que, presque toujours, le médicament ne vaut que par la façon dont il est appliqué ; et que, bien souvent, ici comme ailleurs, des échecs, des déceptions portés à l'actif de telle ou telle médication, ne devraient figurer qu'à l'avoir de tel ou tel praticien timoré, ou inexpérimenté, ou maladroit, ou trop peu persévérant ; à moins encore qu'ayant un penchant par trop grand pour l'expectative, il ne se décide à intervenir que lorsque, déjà, a sonné l'heure suprême pour le pauvre patient qui a placé en lui toute sa confiance et son entière espérance.

De Fleury, de Bordeaux, qui a employé avec succès contre la dyspnée et l'hystérie le *tribromure d'allyle*, a retiré aussi, des injections sous-cutanées de cette substance, de grands avantages dans le traitement de l'asthme.

Dose : 1 à 3 seringues dans les 24 heures.

Teodoro Ferer a obtenu les meilleurs résultats des injections sous-cutanées *de menthol*, recommandées aussi par Roussel.

Dose: 1 à 2 seringues par jour.

Thomas et J. Mayr emploient simultanément des injections de *strychnine* et d'*atropine*.

Atropine injectable.

Sulfate neutre d'atropine.......	0 gr. 05 cent.
Véhicule stérilisé. Q. S. pour..	100 cent. cubes.

Dose : 1 à 2 seringues.

Quelques praticiens ont retiré bénéfice des injections d'*antipyrine*, 1 à 2 seringues par jour ;

d'autres vantent les injections de *morphine;*

d'autres, enfin, la *pilocarpine*.

J. Olivier recommande l'*atropine* et la *morphine*.

Nimes se montre partisan presque exclusif de la *lobéline*. La lobéline, employée hypodermiquement, dit-il, n'occasionne aucun désordre local. Il est donc préférable de l'employer de cette façon, vu la rapidité des effets obtenus. Chaque fois, ajoute-il, que j'ai soigné les asthmatiques par les *injections de lobéline*, la guérison a paru définitive.

Lobéline injectable (Mousnier).

Lobéline pure.................	0 gr. 25 cent.
Huile stérilisée. Q. S. pour....	100 cent. cubes.

Chaque seringue contient 1/4 de centigramme.

Dose : 1 centimètre cube, qu'on pourra répéter au besoin dans la journée.

La *daturine* est un médicament qui donne des résultats surprenants; mais cette médication très active n'a pas, malheureusement, la même action chez tous les sujets. Quelques-uns sont très sensibles à l'action de ce médicament. Il faut donc agir avec la plus grande prudence, surveiller les effets de très près, n'augmenter les doses qu'avec d'infinies précautions.

Daturine injectable (MOUSNIER).

Daturine....................	0 gr. 025 milligr.
Véhicule aseptique. Q.S. pour	100 cent. c.

Chaque seringue contient 1/4 de milligramme.

Dose : 1 centimètre cube ; répéter, si besoin, après 1 ou 2 heures.

La *strychnine* est un des médicaments avec lesquels il faut compter dans le traitement de l'asthme. Nombreux sont les praticiens qui lui doivent du succès. ROUSSEL, Th. MAYS la recommandent hautement.

LIÉGEOIS, de Blainville (Vosges), un de nos thérapeutes distingués, n'accorde à cette médication qu'une médiocre valeur, et tout d'abord nous en avons été surpris ; mais nous n'avons pas tardé à nous apercevoir qu'il n'employait la strychnine qu'à la dose de 1 milligramme, et qu'il ne prescrivait point l'arséniate de strychnine.

L'insuffisance de la dose, la nature du sel strychnique prescrit nous expliquent les maigres résultats par lui obtenus.

BOISSON, pour combattre l'accès d'asthme bronchique, prescrit les injections sous-cutanées de 1 à 3 cent. cubes de la solution suivante :

Citrate de codéine....................	5 grammes
Sulfate de strychnine....................	0 — 10
Bromhydrate d'hyoscine....................	0 — 05
Eau distillée..........................	100 —

Dose : 1 à 1 1/2, 2 et 3 centimètres cubes progressivement.

D'HEILLY, et après lui MEGHA et AUDHOIN font le plus grand éloge des injections sous-cutanées de *conicine.*

Dose : 1 à 2 seringues dans la journée.

Ce médicament, par son nom, par son origine, effraie le médecin, le malade et le pharmacien, aussi est-il peu employé. Cependant il est des malades qui en ont pu supporter jusqu'à un gramme par jour. Il a une action certaine, bien marquée dans l'asthme, il rend de grands services en cette affection, et c'est un médicament qui indubitablement, dans l'avenir, est appelé à jouer un rôle thérapeutique important.

Enfin, pour calmer l'accès, on se trouvera certainement bien des injections de *trinitrine*.

De même, pour agir sur le cœur, les injections de *spartéine* permettront, à la dose de 1 à 2 seringues par jour, une utile et active intervention.

John Cohen et Sols pour enrayer les crises d'asthme, recommandent la solution suivante :

Sulfate de morphine..........	0 gr. 75 cent.
Sulfate de strychnine..........	0 — 10 —
Bromhydrate d'hyoscine........	0 — 03 —
Véhicule stérilisé. Q. S. pour...	100 cent. cubes.

En général, il suffit de donner une injection d'un centimètre cube; mais on peut, sans inconvénient, si cela paraît nécessaire, faire une seconde et même une troisième injection.

C'est là une médication énergique, on ne peut plus recommandable.

Revillod, de Genève, traite l'asthme bronchique par le *sérum antidiphtéritique* dont il injecte 10 grammes — il fait de 8 à 10 injections en cinq et quinze jours — il cite trois cas de guérison et quatre améliorations.

Asthme des enfants.

Roussel recommande, en ce cas, de s'en tenir aux injections d'*eucalyptol*, une seringue par jour, qu'on fera alterner avec les injections de *strychnine*, 1/2 seringue ou 1/4 de seringue, selon l'âge de l'enfant.

Asthme des foins.

Quinine. — 1 seringue matin et soir.

On peut y adjoindre les injections de *phéneucalyptol*, 1 seringue par jour.

Asystolie.

Huchard a recours aux injections de *caféine*, il l'administre à la dose de 3 à 4 centimètres cubes par jour.

Vindevogel prescrit sa *solution vitale*.

Ataxie locomotrice.

Pour combattre les douleurs fulgurantes : *morphine*.

Morphine injectable (Roussel).

Chlorhydrate de morphine........	1 gr.
Véhicule stérilisé. Q. S. pour.......	100 cent. c.

L'*antipyrine*, 1 à 2 centimètres cubes.

Roussel emploie la *paraldéhyde* : 1, 2 et même 3 centimètres cubes, en espaçant les injections de demi-heure en demi-heure.

Dans les crises d'ataxie locomotrice, les injections de *tribromure d'allyle* apportent un soulagement merveilleux.

Atrophie du nerf optique.

Valude insiste sur l'emploi des injections d'*antipyrine*.

Atrophie papillaire ataxique.

Galezowski (1) prescrit les injections de *cyanure d'or et de potassium.*

Cyanure d'or et de potassium (Galezowski)

Cyanure d'or et potassium............	0 gr. 10
Véhicule stérilisé....................	20 cent. c.

Chaque seringue contient 5 milligrammes de sel double d'or et de potassium.

Dose ; 1 seringue chaque jour.

Avortement.

Ergotine ou *ergotinine.*

Ergotine injectable (J. Mousnier).

Ergotine Bonjean.................	200 gr.
Véhicule stérilisé. Q. S. pour......	100 cent c.

1 à 2 seringues, quand l'arrière-faix se trouve fortement engagé.

Vaucaire, qui donne cette indication, recommande aussi la *caféine,* quand il y a anémie profonde.

Dose ; 1 à 2 seringues.

Bartholinite chronique.

Cordier injecte dans la glande elle-même, au moyen de la seringue ordinaire à injections sous-cutanées, un centimètre cube de la solution suivante :

Alcool...........................	20 grammes.
Acide salicylique.................	5 —

(1) Galezowski, *Traité des maladies des yeux,* 2e édition.

D'après l'auteur, il n'y a ni douleurs vives, ni réaction inflammatoire, ni suppuration. Les résultats obtenus dépassent toute espérance, et ce praticien ajoute que bien coupable serait le chirurgien qui pratiquerait l'extirpation sans avoir essayé de ce procédé.

Bronchectasie, Dilatation des bronches.

Thymol ou *menthol*, 1 à 2 seringues.

Thymol injectable (Roussel).

Thymol...........................	15 gr.
Huile stérilisée Q. S. pour..........	100 cent. c.

Chaque seringue contient 15 centig. de thymol.

Dose : 1 à 2 seringues dans la journée.

L'une ou l'autre de ces solutions sont préconisées par Roussel, Boisson, Delacroix, De Backer, pour combattre la fétidité de l'haleine.

Le *sulfure d'allyle* a été recommandé par Séjournet, de Reims.

Sulfure d'allyle (Séjournet).

Sulfure d'allyle..............	0 gr. 50 centigr.
Huile stérilisée. Q. S. pour. .	100 cent. c.

Chaque seringue contient 5 milligrammes.

Dose : 1 seringue chaque jour au début, puis 2 centimètres cubes après quelques jours.

Stewart, quand la dilatation bronchique persiste malgré les traitements indiqués ci-dessus, a recours aux injections trachéales. — Deux fois par jour, il injecte quatre c.c. du mélange :

Menthol.............................	10 gr.
Gaiacol.............................	2 —.
Huile d'olive........................	88 —

Parfois il diminue de moitié la dose de gaiacol, et fait alors des inhalations de gaiacol.

Bronchite capillaire.

La *caféine*, à la dose de 1 à 2 seringues, suivant l'âge, surtout si l'asphyxie est imminente (VAUCAIRE).

Bronchite catarrhale aiguë.

Ici trouvent leur indication le *phéneucalyptol*, l'*arséniate de strychnine* et la *quinine*.

Bronchite chronique.

L'*eucalyptol*, le *phéneucalyptol*, et l'*arséniate de strychnine* (1).

RICHHORST, de Zurich, insiste sur l'emploi du *myrtol*.

MAURANGE émet le même avis.

Myrtol injectable (MOUSNIER).

Myrtol........................	10 gr.
Huile stérilisée...............	100 cent. cubes.

Une seringue le matin serait fort efficace pour combattre la fétidité de l'haleine.

Broncho-pneumonie des enfants.

Généralement on se trouvera bien des injections de *quinine*.

1 à 2 centimètres cubes par 24 heures.

(1) L'elixir Vital Quentin, à l'extrait de noyer et au phosphate de chaux, est recommandé, comme médication adjuvante.

Bubons vénériens.

Aspirer le pus au niveau de la partie fluctuante.

1 à 2 c. c. de *serum chirurgical.*

Puis on injecte 2 à 6 c. c. du même sérum, dans l'épaisseur du ganglion et en différents points par injections de 1 cent. cube; recouvrir d'une compresse imbibée d'acétate d'alumine.

Le jour même les douleurs ressenties au niveau du bubon disparaissent; le processus de suppuration s'arrête ; la tumeur rétrocède rapidement (Waelsch et Pick).

Cachexie paludéenne.

Naumé doit quelques cas de guérison de cachexie paludéenne aux injections de fer. Les injections étaient renouvelées tous les deux jours. Il injectait chaque fois un centimètre cube.

Les affections paludéennes, le plus souvent accompagnées d'anémie et de chlorose profondes, nécessitent l'adjonction des médications martiales à la médication quinique, qui seule, en face de l'état anémique, souvent est impuissante; ceci justifie donc les succès enregistrés par Naumé.

Mais les injections arsénicales, celles d'arséniate de strychnine, par exemple, jointes à des injections de fer et de quinine, donneront des résultats encore plus prompts et plus certains que les injections de fer seul.

Cancer.

F. Hue, de Rouen, a traité avec succès quelques cas de cancer à l'aide des injections d'*acide arsénieux.*

La formule :

Acide arsénieux....................	0 gr. 20.
Chlorhydrate de cocaïne............	1 —
Eau distillée stérilisée..............	100 —

à intervalle de 2, 4 et 8 jours. — Il injecte 1 ou 2 seringues de Pravaz, au sein même de la tumeur cancéreuse.

PLANET, de Beaumont-le-Roger, cite un cas de guérison obtenu par cette méthode.

HESSE la recommande également.

DENISENKO et ROBINSON ont cité quelques cas de carcinoses, heureusement influencés par l'*extrait de chélidoine.*

On injecte, dans l'épaisseur de la tumeur, à la limite des tissus néoplastiques et des tissus sains, un mélange à parties égales d'*extrait de chélidoine*, de glycérine et d'eau distillée; on injecte chaque fois 1 centimètre cube réparti en plusieurs piqûres; de plus ces auteurs font absorber par la bouche de 1 gr. 50 à 5 grammes d'extrait de chélidoine en potion.

KRAISKI cite quatre cas de cancer des paupières et de la face guéris, ou très sensiblement améliorés, par les injections de chélidoine.

BEGDANO BERESWY a, par le même moyen, obtenu deux succès dans deux cas de cancer du larynx.

Il a été aussi parlé du *bleu de méthylène*, mais avant de se prononcer sur cette médication, nous pensons qu'il est bon d'attendre.

Cancer utérin.

Arséniate de strychnine, une seringue tous les jours.

SCHULTZ injecte 5 centimètres d'alcool absolu dans le néoplasme même. Il cite 22 cas, dans lesquels il a obtenu une amélioration sensible; les injections ont été faites pendant 30 jours de suite.

Céphalalgie.

La *caféine*, l'*étoxy-caféine*, l'*antipyrine* trouvent, ici, leur indication, ainsi que la mixture *calmante anti-névralgique* de Mousnier.

Céphalalgie des enfants.

Chez les enfants atteints de céphalalgie habituelle, ou présentant des symptômes relevant d'une excitation ou d'une paresse cérébrale, on se trouvera bien d'une demi-seringue ou d'un quart de seringue de *phosphore injectable*.

Céphalalgie rhumatismale.

Injections de *bromure de lithine*.

Charbon.

Fresco, dans un cas de charbon dangereux, compliqué d'une infection générale, s'est bien trouvé des injections de *pilocarpine*.

Les injections, répétées à la dose de 3 seringues par jour, firent disparaître rapidement la fièvre, et le sujet fut guéri en 5 jours.

Chlorose.

La chlorose se caractérise par une insuffisance de la nutrition organique produisant un déficit dans la proportion des sels phosphatiques terreux dans le squelette et les tissus ou causant une réelle déphosphatation du corps entier.

Les cachexies de cette classe sont toutes justiciables du traitement par le *phosphore pur* et par le *phosphate de soude*.

Le traitement phosphoré décide l'action et multiplie la puissance des préparations pharmaceutiques ordinaires, toniques, reconstituantes ou spécifiques, celles du fer, par exemple, des iodures et des huiles.

Le phosphore active la fonction hematopoiétique, créatrice de globules sanguins — indirectement, par le fait même qu'il restaure la puissance directrice du système nerveux grand sympathique — directement surtout, par son affinité pour l'oxygène de l'air, soit qu'il attire le fluide vital sur les éléments du sang eux-mêmes, soit qu'il l'incorpore, en nature, avec lui, aux tissus.

L'oxygénation directe du sang au voisinage du phosphore injecté est un bénéfice, incontestablement vital, pour tous les sujets qui respirent mal, ainsi que pour ceux dont le sang est altéré ou intoxiqué, même spécifiquement; et l'on a le droit d'avancer que le phosphore injectable doit être adjoint ou traitement des affections les plus diverses.

Il sera donc bon d'administrer chez les chlorotiques, de même que chez les anémiques, une seringue de un centimètre cube de *phosphore injectable*, trois fois par semaine, pendant un mois environ, ce qui ne saurait empêcher d'employer les injections de *fer* et *d'arseniate de strychnine.*

Voy. *Anémie.*

Choc opératoire.

Liceaga, de Mexico, recommande, lorsqu'un malade doit être opéré malgré une grande faiblesse et un profond épuisement, de lui injecter sous la peau, avant la chloroformisation, une dose de 2 à 3 milligrammes de *strychnine.* On évite le choc, les accidents chloroformiques, c'est là un procédé physiologique légitime et qui se recommande à l'attention du chirurgien.

Voir *Collapsus.*

Les injections de *strychnine* ont aussi été employées avec succès, aussitôt le *réveil chloroformique*.

Choléra.

CONSTANTIN PAUL recommande la *morphine* pour calmer les crampes.

Des injections d'*eau de mer*, ou de *sérum artificiel*, à la dose de 100, 200, 500 grammes et même plus, à renouveler cinq ou six fois par jour.

HAYEM prescrit, en injections intraveineuses, le *sérum* qui porte son nom.

BROWN, médecin aux Indes anglaises, préconise l'*eucalyptol*.

La clef du succès, dans le traitement de cette maladie empoisonnante et sidératrice, réside dans l'emploi des injections hypodermiques : 1° d'un bactéricide, l'*eucalyptol*; 2° d'un excitateur du système nerveux affaissé, l'*arséniate de strychnine*, que recommande F. MULLER.

YVERT dit s'être bien trouvé de l'emploi du *sublimé*, à la dose de deux à quatre centigrammes par jour par la bouche, mais il est préférable d'avoir recours aux injections de *cyanure de mercure ou de biiodure de mercure*.

1 seringue, matin et soir, chez les sujets atteints de choléra.

Choléra infantile.

LÉITRY, de Munich, prescrit les injections d'eau salée à 20, à 40 centimètres cubes d'une solution de *chlorure de sodium*, à la température de 37 à 38°. C'est, en somme, le sérum artificiel préconisé par HAYEM, HUCHARD, CHÉRON, etc.

Marfan prescrit :

Eau non distillée stérilisée......	300 gr.
Chlorure de sodium............	2 — 10
Citrate ou benzoate de caféine...	0 — 75

dont il injecte de 5 à 20 centimètres cubes.

De Fleury met toute sa confiance dans le *tribromure d'allyle ;* malheureusement les observations lui manquent.

Chorée, danse de Saint-Guy (1).

Furnhall et Roussel ont obtenu de bons résultats de l'*arséniate de strychnine*, à la dose de 1/2 à 1 seringue, suivant l'âge du malade.

Lewis, Smith, Borodulin, Filatov ont recours aux injections d'*arsénite de potasse*.

L'*hyoscyamine*, suivant certains auteurs, aurait donné de bons résultats.

Hyoscyamine injectable (Mousnier).

Chlorhydrate d'hyoscyamine.	0 gr. 05 centigr.
Véhicule stérilisé. Q. S. pour	100 cent. c.

Chaque seringue contient 1/2 milligramme de matière active.

Dose : 1/2 ou 1 seringue, suivant l'âge.

La *caféine* est aussi indiquée, quand il se produit des convulsions.

Bouchut (2) et Riess, après une expérience qui a porté sur plus de quatre cent trente cas, déclarent que l'*ésérine*

(1) Dans cette affection, on réussit très bien en administrant par la bouche des Dragées Gélineau. (Bromure de potassium, picrotoxine et arséniate d'antimoine.) Ou encore les granules Dardel au bromure d'or ou à l'arséniate d'or.

(2) Bouchut, *Traité des maladies des nouveau-nés*. 8e édition. Paris, 1885.

administrée chez les choréiques, par voie sous-cutanée, arrête les mouvements pendant la durée de son action, et peu à peu la modère dans l'intervalle, de façon à guérir cette maladie en 10 jours environ.

Ésérine injectable.

Sulfate d'ésérine...........	25 milligr.
Véhicule aseptique.Q. S. pour	100 cent. c.

1 seringue à la fois, à répéter au besoin.

Couos rapporte un cas indiscutable de *chorée* de Sydenham, guérie par les injections d'éther sulfurique. — Trois jours, de suite, il introduit 15 gouttes d'éther chaque jour par voie sous-cutanée. Après un repos de deux jours, nouvelle injection de 15 gouttes, puis il continue de deux jours en deux jours, en diminuant de trois gouttes chaque fois.

A la troisième injection déjà, la malade éprouve une amélioration remarquable. Les mouvements choréiques sont atténués, l'appétit est excité. Le sommeil, plus calme, est plus réparateur ;

Enfin, après le cinquième jour, la petite patiente peut tenir un verre pendant trois minutes, sans le moindre tremblement.

Choroïdite.

La *pilocarpine* provoque la contraction de la pupille, abaisse la tension extra-oculaire.

Cirrhose atrophique.

Riess, de Berlin, prescrit l'*ésérine*.

S'il existe de l'ascite, injecter la *pilocarpine* 1 à 2 seringues.

Cocaïnisme.

Vaucaire prescrit la *spartéine*, 1 à 4 seringues par jour.

Chéron recommande la *quinine*, 1 à 2 seringues.

Cœur (Maladies du).

Dans les affections aortiques, pour atténuer les douleurs, Dujardin-Beaumetz prescrit la *conicine* ou la *morphine*, à la dose de 1 à 2 seringues par jour.

Huchard ordonne la *trinitrine*, 2 à 5 seringues dans la journée, s'il y a lieu.

On indique encore la *caféine*, 2 seringues en 24 heures.

Cette dernière médication est surtout prescrite par Huchard pour combattre l'*asystolie*, il recommande alors de porter la dose à 3 ou 4 seringues par jour.

Comme modérateur du cœur, Wiskowski, Otto, Gubler, Petzer, Eulemburg, Bardet et bien d'autres préconisent la *digitaline*.

Digitaline injectable (J. Mousnier).

Digitaline cristallisée.......		20 milligr.
Chloroforme....	Q. S. pour	dissoudre.
Huile stérilisée..	Q. S. pour	100 cent. c.

Chaque seringue contient 1 cinquième de milligramme.

Dose : 1 seringue, à répéter 2 fois ou 3 fois, à intervalles assez longs, dans la journée.

Dujardin-Beaumetz et quelques praticiens, après lui, ont préconisé, dans le même but, la *strophantine*.

Dose : 1 seringue, à répéter 2 fois s'il est nécessaire, dans la journée.

Vindevogel prescrit sa solution *cardiosthénique*.

Enfin, Roussel, Boisson, Delineau, De Backer, Gélineau, etc., donnent la préférence à la *spartéine*. ils y rencontrent un modérateur du cœur, sur les effets duquel on est en droit de compter, et qui est d'un maniement beaucoup plus facile.

Dose : 1, 2 ou 3 seringues dans la journée, s'il est besoin.

Dans les affections *valvulaires* et dans l'*hyposystolie* en général, Lehmann et Bourginsky emploient les injections sous-cutanées de *périplocine*, glucoside cardiotonique, extrait de la *Périploca græca*, plante de la famille des *Asclépiadées*.

Périplocine......	0 gr. 05 centigrammes.
Véhicule stérilisé.	Q. S. pour 100 c. c.

Un à deux centimètres cubes. Ces injections augmentent les contractions cardiaques, et provoquent une diurèse abondante, mais elles sont très douloureuses, et à la dose de 1 milligr. ce médicament cause souvent des nausées et des vomissements.

Cœur gras chez les obèses.

Quand le cœur vient à fléchir, Plicque recommande d'avoir recours à la caféine et à la spartéine en injections hypodermiques. Il prescrit :

Eau distillée.............	50 centimètres cubes.
Sulfate de spartéine......	1 gramme.

Dose: un à deux centimètres cubes, dans les 24 heures.

Colique hépatique.

Germain Sée et Lasègue préconisent les injections

d'*antipyrine*, de 1 à 2 seringues dans les 24 heures, ainsi que les injections d'*atropine* et *morphine*, 1 à 2 seringues.

On se trouvera bien aussi des injections de *térébenthol* :

Térébenthol injectable (Roussel).

Essence de térébenthine trois fois distillée.............	10 gr.
Huile stérilisée.. Q. S. pour	100 cent. c.

Chaque seringue contient 10 centigrammes de médicament.

Dose : 1 à 2 seringues.

Lindsay Turnbull recommande la *trinitrine*, 1 à 2 centimètres cubes.

Les injections de salicylate de méthyle auraient en ces derniers temps donné des résultats très marqués et très encourageants. On faisait en même temps des frictions sur la région douloureuse avec le salicylate de méthyle pur.

Colique utérine.

Morphine injectable.

Dose : 1 seringue, qu'on répétera au besoin.

Collapsus, Coma.

Roussel injecte la *paraldéhyde*, à la dose de 1 à 2 seringues.

Paraldéhyde injectable (Roussel).

Paraldéhyde......................	20 gr.
Huile stérilisée. Q. S. pour.......	100 cent. c.

Chaque seringue contient 20 centigrammes de paraldéhyde.

Dose : de 2 à 3 seringues, s'il y a lieu.

La *caféine* est aussi recommandée, et aux mêmes doses, dans le collapsus de n'importe quelle cause, par FRENKEL.

Chez les enfants atteints de bronchite capillaire ou de broncho-pneumonie, quand arrive la période de collapsus accompagné d'insuffisance cardiaque, et de menaces d'asphyxie, par troubles dans la circulation ou par impuissance du muscle cardiaque, HUCHARD et MONCORVO prescrivent les injections de *caféine*, 20 à 30 centigrammes.

Dans le *collapsus post-opératoire*, DE ROUVILLE pratique les injections de *sérum artificiel,* ou de *phosphate injectable* de Roussel.

Dose : les doses indiquées par les uns et par les autres sont très variables. D'aucuns préconisent les injections intra-veineuses de sérum artificiel ; quant à nous, nous croyons qu'il est préférable de s'en tenir aux injections hypodermiques et nous sommes aussi l'ennemi des doses exagérées. Jamais nous n'injectons plus de 5 ou 10 centimètres cubes en une fois ; nous préférons répéter l'injection 5 et même 10 fois, s'il le faut. Il nous a toujours paru que ces doses, fractionnées et répétées, étaient supérieures et de beaucoup, aux doses massives, injectées en une seule fois.

LONGE et PAUCEL se montrent très partisans, dans le collapsus consécutif à la chloroformisation, des injections de *cognac*.

Cognac de bonne qualité..........	30 cent. c.
Eau bouillie......................	70 —

Injecter 5 centimètres cubes de cette solution tiède, à renouveler si nécessaire.

RHODES recommande les injections d'acide *benzoïque camphré*.

Acide benzoïque....................	1 gr. 50
Camphre...........................	1 —
Alcool..............................	12 —

Dose : 1 seringue.

Cette injection, excessivement douloureuse, ne saurait être recommandée.

Dans ce cas, nous préférons, avec LICEAGA, CHAUVEL, etc., faire une injection de *strychnine.*

SCHILLING, de Nuremberg, a montré, par l'expérience, que les injections sous-cutanées d'*huile camphrée,* si utiles pour combattre le *collapsus cardiaque,* employées surtout en Allemagne pour triompher des phénomènes de collapsus, au cours des maladies infectieuses, ne sont pas pratiquées à des doses suffisantes pour en obtenir tout l'effet thérapeutique.

Il se sert d'une seringue de 2 centimètres cubes, et injecte, d'un coup, une pleine seringue d'*huile camphrée.* L'action sur le cœur est manifeste et il ne faut pas craindre de renouveler l'injection, si l'effet se fait attendre.

Dans le *collapsus cardiaque post-hémorrhagique,* ARNOZAN, KUMS, etc., préconisent les injections d'éther; mais à l'éther pur nous préférons :

Ether sulfurique......................	10 gr.
Huile stérilisée........................	10 —

Deux centimètres cubes d'emblée; se servir d'une seringue Luer.

Coma.

Voy. *Collapsus.*

Congestion cérébrale.

HUCHARD recommande l'*ergotinine,* à la dose de 1 ou 2 seringues.

Coqueluche.

La *quinine* est un des meilleurs médicaments que le médecin ait à sa disposition, d'après UNGAR, BARON, ROUSSEL, BOISSON, GÉLINEAU, DELACROIX, BEURMANN et VILLEJEAN.

ROUSSEL, de son côté, vante les bons effets de l'*acide phénique* combiné à l'*eucalyptol ; phéneucalyptol*, 1 seringue chaque jour.

DE CHATEAUBOURG rapporte plusieurs cas de coqueluche guéris par les injections d'*eucalyptol gaïacolé*. Chaque jour, il injecte 2 grammes à 3 grammes d'une solution ainsi formulée :

Eucalyptol	20 gr.
Gaïacol	20 —
Huile stérilisée	80 —

A cette préparation, il faut préférer le phéneucalyptol.

De bons résultats sont dus à la préparation suivante :

Eucalyptol	20 gr.
Phénol	10 —
Menthol	20 —
Huile stérilisée. Q. S. pour	100 cent. c.

1 centimètre cube matin et soir.

C'est une modification simple et heureuse du phéneucalyptol de Roussel.

D'après MANUEL BRAVO et MONCKEBERG, l'essence de *cyprès* a donné aussi des résultats sérieux et est recommandée.

Essence de cyprès injectable (J. MOUSNIER).

Essence de cyprès	10 gr.
Huile stérilisée. Q. S. pour	100 cent. c.

Chaque seringue contient 10 centigrammes.

Dose : 1 à 2 seringues par jour.

Cette préparation serait réellement appelée à rendre de grands services, si, pour l'instant, il n'était pas d'une grande difficulté de se procurer dans le commerce de l'essence de cyprès.

L'*hélénine* a, d'après quelques praticiens, une action tellement manifeste que nous sommes surpris de ne point voir ce médicament devenir d'un plus fréquent usage.

Hélénine injectable (J. MOUSNIER).

Hélénine...........................	1 gr.
Eucalyptol.........................	20 —
Huile stérilisée. Q. S. pour..........	100 cent. c.

Chaque seringue contient 1 centigramme d'*hélénine.*

Dose : 1 à 2 seringues par jour.

SCHLESENNER, BUTLER, AMSTRONG, ODIER, HAMILTON, SPLENGER, CAZIN sont des fervents de la *conicine;* ils ont publié de nombreux cas de guérison de coqueluche dus à cette médication.

Les injections doivent être renouvelées à la dose d'un centimètre cube chaque, ou d'un demi centimètre cube suivant l'âge, deux ou trois fois dans la journée.

On a, ces derniers temps, essayé de mettre en honneur, dans le traitement de la coqueluche, l'*ouabaïne* glucoside de l'*Acocanthera ouabaïo.* Mais, malgré ses parrains PERCY WILDE et WILLIAM GEMINEL, ce médicament aura bien de la peine à prendre place en thérapeutique; car il est doué d'une action telle qu'on ne peut le donner qu'à des doses minimes 0,0003, toutes les trois heures, ce qui en rend le maniement difficile; et les dangers que peut présenter son injection sont loin d'être compensés par les effets obtenus, qui se bornent à une diminution de la durée des accès, une moindre gravité de l'affection, une convalescence moins longue.

Coup de chaleur.

Deux aides débarrassent immédiatement le malade de sa cravate, déboutonnent sa chemise et son pantalon, afin de favoriser la respiration et la circulation. L'un des aides élève les bras en haut en arrière, environ quinze fois par minute, et pendant ce temps-là le second aide exerce la compression de la base de la poitrine. En même temps le médecin fait des injections de *caféine* et dès que le malade sort de son état de prostration, on lui injecte 1 centimètre cube de *strychnine*. On peut aussi joindre une injection de *pilocarpine* qui provoquera des sueurs abondantes.

Croup.

Voir *Angine diphtéritique*.

Cystite aiguë, et cystite chronique

Atropine et *morphine*, 1 à 2 seringues dans la journée pour combattre la douleur (GUYON).

O'FOLLOWELL porte son choix sur les injections de *gaïacol iodoformé* :

Gaiacol..............................	1 gr.
Iodoforme............................	1 —
Huile stérilisée. Q. S. pour..............	100 c. c.

dont il injecte de un à deux centimètres cubes.— Nous donnons la préférence à la formule de gaiacol iodoformé, qui contient 2 fois plus d'iodoforme et cinq fois plus de gaiacol.

L'*hyoscyamine* a été recommandée dans le même but.

Dose : 1 à 2 seringues dans la journée.

Le *térébenthol*, à la dose de 1 ou 2 seringues, est appelé à rendre de grands services.

En cas de *cystite hémorrhagique*, 1 à 2 seringues d'*ergotinine*.

Cystite tuberculeuse

Mêmes médications que ci-dessus.

On peut en outre prescrire *phéneucalyptol*, ou *eucalyptol iodoformé*.

Eucalyptol iodoformé (J. Mousnier).

Iodoforme	2 gr.
Eucalyptol	20 —
Huile stérilisée. Q. S. pour	100 c. c.

Chaque seringue contient 2 centigrammes d'iodoforme,

Dose : 1 à 2 seringues par jour.

Daltonisme, dyschromatopsie.

Pilocarpine, 2 à 4 centimètres cubes (Vaucaire).

Strychnine, 2 à 3 centimètres cubes, espacés dans la journée (Vaucaire, Roussel).

Danse de St-Guy

Voy. *Chorée*.

Délire aigu ou chronique.

Paraldéhyde, 1 à 2 seringues (Roussel).

Hyoscine, 1 à 2 seringues.

Hyoscine injectable (J. Mousnier).

Chlorhydrate d'hyoscine......... 0 gr. 05 cent.
Véhicule Q. S. pour............. 100 c. cubes.

Chaque centimètre cube contient 1/2 milligramme.
Duboisine, 1 à 2 seringues.

Délire alcoolique.

Dans le délire alcoolique, Gubler a recommandé l'usage de la *duboisine.*

Dose : 2 à 3 seringues.

Voir *Alcoolisme.*

Delirium tremens.

Glinsky prescrit *deux gouttes d'ammoniaque* pour 1 centimètre cube d'eau. Renouveler cette injection, s'il est nécessaire.

Le *chlorure d'ammonium,* 1 à 2 seringues. L'injection est un peu cuisante.

Le *méthylal,* d'après Maurange serait d'une efficacité bien supérieure à celle qu'aurait une injection de morphine.

Krafft Ebing se montre aussi très partisan de ce médicament.

Roussel dit qu'on doit avoir pleine confiance dans la paraldéhyde, en débutant par 2 cent. c. d'emblée.

Dengue.

La dengue est miasmatique, à transport aérien et à contagion immédiate par la respiration expirée par un malade. C'est une infection soudaine, générale, profonde; mais heureusement aussi fugace que rapide, sur les sujets vigoureux et d'origine saine. Le plus souvent la dengue est confondue avec la grippe influenza.

Il est urgent que le malade soit désinfecté et, en effet, le patient ne se purifie pas complètement, la maladie se prolonge en une convalescence pénible, à récidives, avec de bizarres manifestations infectieuses, nerveuses, viscérales, glandulaires et osseuses, suivies d'une grande anémie sceptique, qui aggrave, et donne une marche rapide aux maladies constitutionnelles, phtisie, scrofulose, etc.

Cette infection doit être traitée par les désinfectants généraux, portés dans la circulation, par la méthode hypodermique.

La *quinine* est ici indiquée.

Dose : 1 à 2 centimètres cubes, d'une seule injection.

ROUSSEL recommande en outre l'*arséniate* de *strychnine*, 1 seringue le matin, et le *pheneucalyptol*, à la dose de 1 ou 2 centimètres cubes; cette médication est réellement merveilleuse.

Le *pheneucalyptol*, solution huileuse du phénol à 10 0/0, guérit en trois ou quatre injections la maladie confirmée. Il jugule souvent, d'un seul coup, le mal au début, et préserve, à coup sûr, les sujets exposés au contage. Il ne provoque ni prostration ni urines noires.

Il faut employer ces hautes doses, que la solution huileuse rend absolument indolores. Elles sont inoffensives pour l'homme sain et chaque jour j'en fais l'application avec succès et sans le moindre inconvénient, chez les clients que la fétidité intestinale, accompagnée de frissons et d'embarras gastrique, m'accuse être sous le coup de la contagion.

Pour assurer la convalescence, je fais quelques injections d'*arséniate de strychnine*, qui tonifient l'organisme et préservent de l'anémie. Enfin à l'aide de quelques injections de *phosphore*, en solution dans l'eucalyptol et dans l'huile, on aura rapidement raison de la dépression générale et de la fatigue cérébro-médullaire, qui laisse les influenzés pendant si longtemps plongés dans une sorte de paresse intellectuelle et physique, dépression due à une usure nerveuse, à une déphosphoration des centres nerveux directement causée par la dengue. Ce phénomène d'usure nerveuse est si constant, si manifeste, si frappant, qu'on a voulu faire une nouvelle forme de grippe, affectant non pas les bronches, comme la grippe vulgaire, mais le système nerveux tout entier (1).

Diabète.

La *strychnine*, recommandée par Roussel, de Backer, Gélineau, Boisson, Delineau, est un tonique puissant, qui relève rapidement l'organisme tout entier.

Le *fer* trouve aussi, ici, son indication.

Mais Roussel recommande d'une façon toute particulière le *phosphore*, ou le *phosphate*.

Novaro et Roussel prescrivent en outre la *codéine* et se sont bien trouvés de son usage.

Codéine injectable (J. Mousnier).

Codéine	5 gr.
Acide citrique	1 —
Véhicule stérilisé. Q. s. pour	100 c. c.

Lutaud prescrit :

Phosphate de codéine	1 gr.
Acide phénique	0 — 02 cent.
Eau distillée	20 —

Dose : un à deux centimètres cubes.

Dujardin-Beaumetz a retiré d'excellents effets des injections sous-cutanées d'*ergotinine*, 1 seringue chaque soir.

(1) Roussel, *le Phosphore injectable.*

D'après Gruber, la *piperazine* serait fort efficace.

Diarrhées profuses d'origine infectieuse.

Cimball dit que, pour arrêter les diarrhées profuses qui surviennent dans le cours des maladies infectieuses, il a recours aux injections sous-cutanées de *chlorodyne,* médicament complexe très usité en Angleterre.

La formule de la *chlorodyne* est la suivante :

Chloroforme	3 gr.
Ether sulfurique	2 —
Acide perchlorique	3 —
Teinture de chanvre indien	2 —
Sirop simple	20 —
Teinture de Capsicum	3 —
Morphine	1 —
Acide cyanhydrique dilué	1 —
Essense de menthe poivrée	5 —

D'après l'auteur, on injecterait 1 gramme de ce mélange, et, s'il est nécessaire, on répéterait l'injection au bout de 5 à 6 heures. 2 à 3 injections seraient suffisantes à enrayer ces diarrhées profuses. L'injection doit être bien douloureuse et c'est pour la forme simplement et à titre de curiosité que nous publions cette formule.

Diarrhées infantiles.

Dans les *diarrhées infantiles* avec *collapsus*, chez les enfants tout à fait en bas-âge, on injectera de 15 à 20 centimètres cubes de *sérum artificiel* matin et soir, chez les enfants plus âgés, suivant l'âge, on doublera ou on triplera les doses indiquées ci-dessus.

Dilatation des bronches.

Voy. *Bronchectasie*.

Diphtérie.

Voy. *Angine diphtérique* et *Paralysie diphtérique*.

Dyschromatopsie.

Voy. *Daltonisme*.

Dysménorrhée nerveuse congestive.

L'*antipyrine* est très employée à la dose de 1 à 2 centimètres cubes.

Roussel s'est bien trouvé de l'emploi d'une à deux seringues de *paraldéhyde*.

Le *valérianate* de *quinine et d'antipyrine* a été aussi recommandé.

Valérianate de quinine et d'antipyrine.

Valérianate de quinine et d'antipyrine.	20 gr.
Véhicule stérilisé. Q. S. .... pour	100 cent, c.

Enfin, il est indiqué d'injecter, au moment où s'annoncent les règles, 1 centimètre cube de *phéneucalyptol*.

Dysménorrhée névralgique.

Roussel recommande 1 à 2 centimètres cubes de *paraldéhyde*, et le *tribromure d'allyle*.

Dyspepsies flatulentes.

Roussel, de Genève, a obtenu par l'usage du *men-*

thol en injections hypodermiques, d'excellents résultats dans le traitement des dyspepsies flatulentes et saburrales et dans tous les états fétides et putrides du poumon et de l'organe digestif.

Une piqûre tous les matins, pendant 5 ou 6 jours, suffit à faire disparaître ou à atténuer très notablement les symptômes ci-dessus désignés.

Dyspnée.

GERMAIN SÉE prescrit la *morphine*, à la dose de 1 à 2 centimètres cubes.

La *codéine* a été aussi préconisée et aux mêmes doses.

Eclampsie.

STRIPSOVER, après l'accouchement, donne de 1 à 4 milligrammes de *pilocarpine*.

FEHLING, BIDDLER, PROCHOUNICK, STROYNOWSKI, BŒGHOLD doivent à cette médication des observations fort encourageantes.

Dans les attaques d'éclampsie, la contracture hystérique cède à une seringue entière de *tribromure d'allyle*.

PORAK et BERNHEIM injectent 1 litre de *sérum chirurgical*, qui a pour formule.

Chlorure de sodium...............	7 gr. 50
Véhicule stérilisé, Q. S. pour.....	1000 cent. c.

Embryocardie.

HUCHARD prescrit la *caféine* et l'*ergotine*.

La caféine doit être donnée à très haute dose, 5 à 8 centimètres cubes, par injections de 1 centimètre cube répétées.

Emphysème pulmonaire.

L'*arséniate de strychnine* à la dose de 1 centimètre cube ou de 2 centimètres cubes.

On n'atteint cette dose dernière qu'en augmentant graduellement et avec précaution d'une petite quantité chaque jour.

La *cicutine* peut rendre aussi de grands services, et le *phéneucalyptol*, à la dose de un ou deux centimètres cubes, est un excellent médicament.

Empoisonnements.

En cas d'empoisonnement, la médecine hypodermique est appelée à rendre les plus grands services. En effet, il y a lieu, en semblable occasion, d'agir rapidement et énergiquement.

1° **Aconit** et **Aconitine**. — Pour vider l'estomac, faire une injection d'*apomorphine* de 2 centimètres cubes, et répéter s'il est nécessaire.

Apomorphine injectable (J. Mousnier).

Chlorhydrate d'apomorphine........	0 gr. 50
Véhicule stérilisé. Q. s. pour.......	100 cent. c.

Chaque centimètre cube contient 5 milligrammes de principe actif.

On injectera aussi l'*atropine*, 1 à deux centimètres cubes.

Atropine injectable.

Sulfate neutre d'atropine..........	5 cent.
Véhicule stérilisé. Q. s. pour.......	100 — cc.

Chaque centimètre cube contient 1 demi-milligramme.

On pourra encore injecter la *digitaline*, 1 à 2 seringues.

2° **Alcool.** — Voir *Alcoolisme*.

3° **Antimoine, Tartre stibié, Emétique.** — Faire 1 injection de 1 ou de 2 centimètres cubes d'*apomorphine*, d'après la formule ci-dessus.

Caféine, à la dose 1 à 2 centimètres cubes.

Paraldéhyde, 1 à 2 centimètres cubes.

Morphine, 1 centimètre cube, après la disparition des symptômes aigus.

4° **Arsenic.** — *Apomorphine*, 1 ou 2 centimètres cubes.

Sesquioxyde de fer, par la bouche.

5° **Atropine, Belladone.** — Toujours l'*apomorphine* aux doses indiquées-ci-dessus.

La *caféine*, 2 à 3 centimètres cubes.

La *pilocarpine*, 1 à 2 centimètres cubes.

La *morphine*, 2 centigrammes à répéter de demi-heure en demi-heure jusqu'à effet marqué.

6° **Belladone.** — Voy. *Atropine*.

7° **Benzine.** — Injections de 1 à 2 centimètres cubes d'*atropine*.

8° **Brucine.** — Même traitement que pour l'empoisonnement par la *strychnine*. — Voy. *Strychnine*.

9° **Caféine.** — *Morphine* et *atropine*.

Dujardin-Beaumetz recommande 1 centigramme d'*atropine* et 30 centigrammes de *morphine* en une seule injection.

10° **Camphre.** — *Apomorphine*, 2 centimètres cubes.

11° **Champignons.** — 1 ou 2 centimètres cubes d'*apomorphine*.

Sulfate neutre d'atropine, 1 ou 2 centimètres cubes. (Crié.)

Comme antidote, un centimètre cube de la solution d'atropine suivante :

Sulfate neutre d'atropine........ 0 gr 10 centigr.
Eau distillée bouillie. Q.S. pour. 100 cent. c.

Les injections de sérum artificiel à la dose de 20 grammes par injection et répétées de demi-heure en demi-heure, pour relever les forces et obtenir la diurèse, sont recommandées par Landouzy.

Le Dantec, de Bordeaux, est arrivé à conclure, d'une série d'expériences sur les animaux, que l'*atropine* jouit de propriétés immunisantes, anti-toxiques et thérapeutiques très nettes vis-à-vis des empoisonnements par les champignons et en particulier dans les empoisonnements dus à la fausse oronge.

En cas d'empoisonnement par l'*amanita muscaria*, dit le professeur de l'école de Bordeaux, il sera facile d'immuniser des personnes en état d'incubation en leur injectant, s'il s'agit d'adultes, 0 gr. 001 milligr. de sulfate neutre d'atropine.

Chez les enfants, agir avec prudence et diminuer la dose de moitié ou de 1/4, selon l'âge.

Quand le patient est en pleine période d'intoxication, injecter un milligr. d'atropine et faire une injection intra-veineuse de 500 gr. de sérum chirurgical, qu'on poussera très lentement.

Strychnine, 1 centimètre cube à répéter.

Caféine, 1 centimètre cube à répéter.

Voy. *Muscarine*, p. 138.

12° **Chloral**. — *Apomorphine*, 2 centimètres cubes.

Caféine, 1 à 2 centimètres cubes.

Strychnine 1 centimètre cube à renouveler s'il est nécessaire. Ce dernier médicament n'est recommandé que dans les cas graves ; mais il nous paraît bon de l'employer, même dans les cas ordinaires.

13° **Chloroforme**. — La *strychnine*, à la dose de 1

centimètre cube, que l'on pourra répéter au besoin, nous paraît le meilleur médicament à employer.

DUJARDIN-BEAUMETZ préconise aussi la *caféine*, 25 à 50 centigrammes.

J. REID, médecin de la marine anglaise, dans un cas désespéré d'empoisonnement volontaire par le chloroforme, contre lequel tous les autres moyens avaient été vainement mis en œuvre, est parvenu à ramener le malade à la vie en lui injectant, en plusieurs fois, environ *trois centigrammes de strychnine;* il y adjoignit la respiration artificielle et les applications de courants électriques.

14° **Cicutine, Ciguë.** — 1 à 2 centimètres cubes d'*atropine.*

15° **Colchique et Colchicine.** — *Apomorphine*, 1 à 2 centimètres cubes.

Si collapsus, *paraldéhyde*, 2 centimètres cubes en une seule injection.

Permanganate de potasse (BARKER-SMITH).

16° **Créoline.** — ANTHONY, de Syracuse, États-Unis d'Amérique, dans un cas d'empoisonnement par la créoline, chez un enfant de cinq ans, eut recours à l'atropine en injection sous-cutanées. Dix minutes après l'ingestion de la créoline, l'enfant était comateux, les pupilles étaient contractées, il y avait de l'algidité et un relâchement musculaire complet; le pouls, très rapide et irrégulier, devenait par moments imperceptible.

ANTHONY fit aussitôt une injection hypodermique d'un demi-milligramme d'*atropine*, puis il injecta un milligramme de ce même alcaloïde au bout d'une demi-heure, pendant laquelle on ne cessa de pratiquer la respiration artificielle.

Peu de temps après la seconde dose d'atropine, le pouls se releva et le petit malade revint suffisamment à lui pour qu'on pût lui faire avaler des liquides. On lui administra alors 16 grammes de sulfate de magnésie en solution saturée.

Dix heures après l'incident, il y eut excrétion de 20 grammes environ d'une urine noire qui laissa déposer un sédiment granuleux ressemblant à de la houille (1).

17° **Cyanure de potassium.** — De 1 à 2 centimètres cubes d'*atropine.*

18° **Datura, Daturine.** — Voy. *Stramonium.*

19° **Digitale** et **Digitaline.** — *Apomorphine*, 2 centimètres cubes en une seule injection.

Aconitine, 1 centimètre cube, à renouveler un peu plus tard si nécessaire.

20° **Emétique.** — Voy. *Antimoine.*

21° **Esérine.** — Voy. *Physostigmine.*

22° **Fève de Calabar.** — Voir *Physostigmine.*

23° **Gelsemium sempervirens, Gelsémine.** — *Atropine*, 1 à 2 centimètres cubes.

24° **Hyoscyamine** et **Hyoscine.** — Même traitement que pour l'*atropine.*

25° **Jaborandi.** — *Atropine*, 1 à 2 centimètres cubes.

26° **Lobélie** et **Lobéline.** — *Strychnine*, 1 centimètre cube à renouveler si urgence.

27° **Morphine.** — Dans l'empoisonnement aigu, *apomorphine*, 2 centimètres cubes en une seule injection.

Atropine, 2 centimètres cubes.

Permanganate de potasse, recommandé par Barker-Smith et Moore, Gregg, Moreland, King, Korner.

Permanganate de potasse...........	15 gr.
Véhicule stérilisé, Q. S. pour.........	100 — c. c.

Deux à trois injections de 1 centimètre cube.

(1) D'après la *Semaine médicale.*

28° **Muscarine** (empoisonnement par les champignons). — *Apomorphine*, 2 centimètres cubes.

Atropine, 1 à 3 centimètres cubes.

Caféine, même dose.

29° **Opium**, — *Atropine*, *strychnine*.

Sulfate d'atropine..................	0 gr. 04 c.
Sulfate de strychnine.............	0 — 08 —
Véhicule aseptique. Q. s. pour....	40 cent. c.

Une seringue entière, à répéter une demi-heure après s'il est besoin.

Le *permanganate de potasse* est aussi très puissant, et le plus recommandable.

Rindfleisch, de Kœnigsberg, a publié tout récemment l'observation d'un homme de 29 ans, empoisonné par l'opium. — Etat comateux — abolition des réflexes — pupilles ponctiformes — cyanose — pouls 80 à la minute — suspension des mouvements respiratoires pendant près d'une minute; — il avait absorbé 15 gr. teinture d'opium. Une demi-heure après deux injections de 10 centigr. de permanganate de potasse, le patient sortait de son état comateux; on constatait de la dilatation des pupilles, le retour des reflexes, la régularisation de la respiration. Le malade s'est complètement rétabli.

L'action du permanganate serait absolument une action chimique.

Voy. *Champignons*, p. 134.

30° **Nicotine**. — *Tabac*, p. 139.

31° **Phosphore**. — D'après Kelemen, les injections de *permanganate de potasse* seraient ici, encore formellement indiquées.

Roussel s'est bien trouvé des injections de *térébenthine*.

32° **Physostigmine, Ésérine**. — *Apomorphine* 2 centimètres cubes.

Atropine, 1 à 2 centimètres cubes.
Strychnine, dans les cas graves, 1 à 2 centimètres cubes.

33° **Picrotoxine.**

Curare, 1 injection de 2 centimètres cubes.

Curare (J. Mousnier).

Curare..........................	0 gr. 75 c.
Véhicule aseptique. Q. s. pour....	100 cent. c.

1 à 3 cent. cubes.

34° **Pilocarpine.** — Voyez *Jaborandi*.

35° **Stramonium, Datura, Daturine.** — *Apomorphine*, 2 centimètres cubes.
Pilocarpine, 1 à 2 centimètres cubes.

36° **Strychnine.** — *Apomorphine*, 2 centimètres cubes.
Caféine, 1 à 2 centimètres cubes.

Picrotoxine :

Picrotoxine.....................	0 gr. 20 cent.
Véhicule stérilisé. Q. S. pour....	100 cent.

1 à 3 cent. cubes.

Paraldéhyde. L'action antitétanique de la paraldéhyde en fait l'antidote de la *strychnine*. Les injections de *paraldéhyde* à la dose de 2 à 4 centimètres cubes sont donc indiquées pour combattre l'*empoisonnement strychnique*.

37° **Tabac, Nicotine.** — *Strychnine*, 1 centimètre cube, à renouveler si nécessaire.

38° **Tartre stibié.** — Voy. *Antimoine*.

39° **Vératrine.** — *Caféine*, 1 à 2 centimètres cubes.
Permanganate de potasse (Barker-Smith).

Endocardite infectieuse.

1 à 2 centimètres cubes de *quinine injectable.*

Caféine, dans le cas où le cœur faiblit.

Endocardite rhumatismale.

Salicylate de lithine de Roussel, 1 à 2 centimètres cubes.

Glycérophosphate de soude ferrugineux, 1 centimètre cube.

Engorgements ganglionnaires chez les enfants.

Fruhwald, Békess, Hanc et von Hébra ont obtenu de bons résultats, dans divers cas d'*adénite scrofuleuse*, en injectant deux fois par semaine, sous la peau interscapulaire, 1/2 seringue d'une solution de *thiosinamine* à 5 o/o dans l'alcool.

L'action de la *thiosinamine* sur les ganglions tuméfiés est d'autant plus grande que l'enfant est plus jeune. Chez les enfants déjà grands et chez les adultes, son action est nulle.

Waldstein a eu recours, et non sans succès, chez des enfants présentant des tuméfactions ganglionnaires à la suite de rougeole et de scarlatine, aux injections sous-cutanées de *pilocarpine*, 2 milligrammes par jour, pendant 8 à 10 jours.

Enrouement.

Eucalyptol, phéneucalyptol, menthol, 1 à 2 centimètres cubes de l'un de ces médicaments ; ou 1 centimètre cube d'*eucalyptol* ou de *phéneucalyptol* et 1 centimètre cube de *menthol.*

Entérite cholériforme.

Pour calmer la douleur, employer la *morphine*.

Entérorrhagie. — Gastrorrhagie.

Ergotinine, 1 à 2 centimètres cubes.
Hydrastinine, 1 à 2 centimètres cubes.

Épilepsie.

Elliot Bater dit que l'on peut arriver à enrayer la crise à l'aide des injections de *trinitrine;* mais, dit-il, il ne faut pas prétendre à une action curative sur l'épilepsie; tout ce que l'on en peut attendre, c'est d'abréger la durée de l'accès et de diminuer la fatigue ressentie par le malade.

Le *curare* ne donne pas de meilleurs résultats.

Epistaxis.

Ergotine, 1 à 2 centimètres cubes, dans les épistaxis continues.

La *quinine* est aussi recommandée et aux mêmes doses dans les épistaxis intermittentes.

Dans les deux cas, le *fer* convient admirablement; 1 seringue chaque jour, à continuer.

Érysipèle.

Sempter recommande les injections d'*acide phénique*, selon la méthode de Hueter et Hirschberg.

Pour ces praticiens, tout érysipèle cutané peut être coupé à l'aide d'injections sous-cutanées d'*acide phénique*.

Les injections sont pratiquées sous la peau saine, à 1 ou 2 centimètres du rebord de la plaque érysipélateuse. On enfoncera l'aiguille obliquement pour soulever la peau et en la dirigeant vers les parties malades, de façon à ce que le liquide parvienne dans les couches profondes du derme. Les douleurs occasionnées par es piqûres se réduisent à une légère sensation de cuisson. Les différents points d'injection doivent être espacés de 2 à 3 et 5 centimètres.

Salinger insiste sur les effets bienfaisants de la *pilocarpine*, qu'il donne jusqu'à ce qu'il obtienne une salivation abondante, une transpiration profuse, une diurèse marquée.

Chantemesse emploie de 20 à 40 c. c. de *sérum antistreptococcique*, quelquefois plus, il attribue à cette médication une grande supériorité sur celles préconisées jusqu'ici.

Skealtecki, médecin de l'hôpital civil de Sampierradena, a eu recours avec succès, dans deux cas d'érysipèle, aux injections d'*acide phénique ;* il s'est servi d'une solution à 2 o/o, dont il injectait 1. c. c. toutes les quatre heures. — Le second jour, la température baisse. — La convalescence est manifeste dès le même jour.

Il faut bien remarquer qu'ici l'acide phénique n'est pas utilisé de la même façon que celle prescrite par Hueter, Hirschberg, etc., mais selon la méthode de Baccelli dans le tétanos et le charbon, comme antiseptique d'une maladie infectieuse aiguë.

Beighepen recommande, pour combattre le délire si fréquent de l'*érysipèle de la face*, les injections sous-cutanées de *sulfate de strychnine*.

Sulfate de strychnine....................	1 gr.
Véhicule stérilisé. Q. s. pour...........	100 c. c.

De 1 à 5 centimètres cubes dans la journée.

C'est dans le service de CHANTEMESSE au bastion n° 29, pendant que sévissait une épidémie érysipélateuse qu'il a vu employer cette médication avec succès.

Au *sulfate de strychine,* nous préférerions l'*arséniate de strychnine*, l'élément arsénical trouvant une indication certaine contre l'*érysipèle.* De plus nous n'hésiterions pas à débuter, chez l'adulte s'entend, par une dose de *trois milligrammes.*

Extraction des dents.

FROHMANN injecte, en plusieurs points de la gencive, dans le voisinage de la dent à extraire, à une certaine distance de celle-ci, quelques gouttes de la solution suivante, jusqu'à ce que la gencive devienne exsangue :

Chlorhydrate de cocaïne........	0 gr. 20 cent.
— de morphine......	0 — 025 mill.
Chlorure de sodium.............	0 — 20 cent.
Antipyrine.....................	2 —
Gaiacol........................	II gouttes.
Eau distillée. Q. s. pour 100 cent. cubes.	

Dans le même but, LAGRANGE injecte en deux fois 1/2 c. c. de la solution :

Chlorhydrate de cocaïne.........	0 gr. 10 cent.
Eau phéniquée à 3 o/o...........	5 —

Voir *Anesthésie.*

Fibromes de l'utérus.

On préconise contre cette affection les injections sous-cutanées d'*hydrastinine*, à la dose de 20 centigrammes par 24 heures et en quatre injections.

Fièvre des foins.

Quinine injectable, de 1 à 3 centimètres cubes ou

encore 2 centimètres cubes en une seule injection, suivant l'âge du malade.

ROUSSEL et, avec lui, GÉLINEAU, BOISSON, DE BACKER recommandent le *phéneucalyptol*, 1 à 2 centimètres cubes par jour, et ils secondent l'effet de cette médication phéniquée par l'adjonction de 1 centimètre cube d'*arséniate de strychnine* chaque jour.

Fièvres intermittentes.

Quinine.—Chez les enfants, on donnera 1 centimètre cube de la solution de Roussel que l'on pourra renouveler dans la journée.

Chez les adultes, 2 centimètres cubes ou 3 centimètres cubes d'emblée en une seule injection, que l'on pourra renouveler dans les 24 heures ou plus rapidement s'il y a nécessité.

GALVAGNI, EULEMBURG, KUHN, DENIS HEPP, BURDEL, BOURNEVILLE, BRICON, BINTZ, DE BEURMANN, VILLEJEAN, DELINEAU, GÉLINEAU, ROUSSEL se montrent très partisans des injections quiniques.

Les avantages offerts par cette méthode sont immenses, il est aisé de le comprendre :

1° Promptitude d'action, car la quinine envahit promptement l'organisme entier ;

2° Facilité d'administration et tolérance parfaite, tandis que l'estomac irrité des malades rejette souvent la quinine ;

3° Action énergique, car, ne se mêlant point aux saburres du suc digestif, le médicament ne perd aucune de ses propriétés.

On pourrait encore avoir recours au *valérianate de quinine et d'antipyrine*, 1 à 2 centimètres cubes.

ROUSSEL administre d'ordinaire, concurremment avec la quinine, l'*arséniate de strychnine*, 1 à 2 centimètres cubes par jour; souvent même, suivant les malades, il donne d'emblée une dose de 2 centimètres cubes, soit *six milligrammes d'arséniate de strychnine.*

Outre que le sel strychnique agit comme un puissant fébrifuge, il sert encore à prévenir l'ataxie, à réveiller l'organisme qui s'affaisse.

On peut utiliser aussi le *sulfochlorhydrate de quinine,* mis en honneur par GRIMAUX :

Sulfochlorhydrate de quinine...........	50 gr.
Véhicule aseptique Q. S. pour..........	100 c. c.

Chaque seringue de 1 centimètre cube contient 50 centigrammes de sel quinique.

Les autres formules de quinine proposées pour injections hypodermiques sont :

1°	Bromhydrate neutre de quinine..........	1 gr.
	Glycérine..........	5 —
	Eau distillée........................	5 —
		(ROSENTHAL).

2°	Bromhydrate basique de quinine.........	1 gr.
	Antipyrine.	2 —
	Eau stérilisée	10 —
		(MAURANGE).

1 à 10 cent. cubes.

Bonne formule, si ce n'était son faible dosage.

Chaque centimètre cube contient dix centigrammes. *C'est une dose bien faible.*

3°	Chlorhydrate neutre de quinine..........	2 gr.
	Eau distillée..........................	5 —
		(DUJARDIN-BEAUMETZ).

4°	Chlorhydrate neutre de quinine..........	2 gr.
	Glycérine..........................	} āā 5 —
	Eau distillée	}
		(BINZ).

5° Chlorhydrate de quinine........ 1 gr. 50 cent.
Ether sulfurique.............. 5 —
(BINZ).

6° Acide chlorhydrique pur (D—1,18)...... 5 gr.
Eau distillée.......................... 15 —
Chlorhydrate de quinine............... 20 —
(DE BEURMANN ET VILLEJEAN).

7° Chlorhydrate basique de quinine... 2 gr. 50 c.
Antipyrine...................... 3 —
Eau stérilisée. Q. S. pour......... 10 c. c.
(MAURANGE).

Formule bien supérieure aux précédentes.

GESSARD et LAVERAN, au Val-de-Grâce, formulent :

Chlorhydrate de quinine............... 3 gr.
Antipyrine.......................... 2 —
Eau distillée.......................... 6 —

STOFELLA, de Vienne, emploie :

Chlorhydrate de quinine de réaction alcaline 2 gr.
Eau distillée.......................... 10 —

qu'il chauffe doucement dans une éprouvette de 40° à 41°, et qu'il emploie à cette température.—L'injection serait entièrement indolore.

STOFELLA préfère cette solution aux préparations de *quinopyrine*, qui, d'après lui, donneraient lieu à des indurations, ce que nous n'avons jamais constaté en faisant usage du lactate de quinine et d'antipyrine.

De son côté, GAGLIO, de la Faculté de médecine de Messine, a, dit-il, obtenu une solution stable, se conservant même à froid, de réaction neutre, nullement irritante, en prescrivant :

Chlorhydrate ou bromhydrate de quinine. 1 gr.
Uréthane.......................... 0 — 50
Eau distillée.......................... 1 cent.cube.

Ce qui donne 2 c. c. d'une solution contenant 50 centigr. de sel quinique.

Toutes ces formules doivent être abandonnées dans la pratique, car elles sont ou douloureuses ou de dosages insuffisants.

Le *lactate de quinine et d'antipyrine*, le *sulfochlorhydrate de quinine*, ou les *chlorhydrates de quinine ou d'antipyrine* sont seuls recommandables.

Déclat a insisté longuement sur les bons effets obtenus par lui, dans les fièvres intermittentes, même à forme grave, avec l'acide phénique :

Acide phénique neigeux........	1 gr.
Eau distillée..................	100 —

Une à deux injections de 5 grammes.

Le *phéneucalyptol Roussel* est mieux toléré et doit être préféré, et comme il contient 10 centigrammes de phénol par centimètre cube, les injections sont plus actives, on a moins souvent à les renouveler et on a à injecter une masse moindre; de plus, cette préparation ne donne jamais les urines noires.

Fièvre jaune.

Morales Pereira regarde l'arsenic comme le meilleur prophylactique : *arséniate de strychnine*, *arsénite de potasse.*

Fièvres palustres.

Mêmes formules et mêmes doses à employer que dans les *fièvres intermittentes*.

Roussel, d'accord en cela avec Déclat et nombre d'autres praticiens, reconnaît une action bienfaisante et puissante à l'*acide phénique;* jamais il n'hésite à administrer le *phéneucalyptol*, à la dose de 1 à 2 centimètres cubes dans la journée.

Mais c'est surtout contre ces sortes de fièvres que sera puissante l'action de l'*arséniate de strychnine*.

Fièvres pernicieuses.

Nous aurons encore recours ici à la *quinine injectable*.

Il est facile d'en injecter, selon le cas, une seringue de 1 centimètre cube, qu'on renouvellera à espaces plus ou moins éloignés, suivant les indications fournies par l'état du malade.

De même que, si l'on croit nécessaire une dose massive, il sera aisé de donner, du premier coup, une seringue de 3 centimètres cubes.

Ici encore, l'*arséniate de strychnine* sera d'un grand secours et viendra puissamment en aide à la quinine.

Fièvre des phtisiques.

Voyez *Phtisie*.

Fièvre typhoïde.

Dès le début, d'après Roussel, la fièvre typhoïde doit être jugulée, si l'on a recours aux injections de *phéneucalyptol*, associées à celles d'*arséniate de strychnine* ; une injection de l'une et de l'autre substance chaque jour.

La *quinine*, ici encore, rendra les plus grands services.

L'*ergotine* ou l'*ergotinine* trouveront aussi leur application, en cas d'hémorrhagie intestinale.

Kernan insiste sur l'emploi de la *strychnine*, comme tonique du cœur.

En cas de faiblesse et d'accidents ataxo-adynamiques, HUCHARD prescrit la *caféine*.

L'*hydronaphtol* :

Hydronaphtol..................	1 gr.
Camphre......................	2 —
Huile stérilisée Q. S. pour.....	100 cent. c.

de 5 à 10 centimètres cubes (MAURANGE).

MAURANGE s'adresse aussi avec succès au *naphtol camphré*.

Foie. — Accidents hépatiques d'origine paludéenne.

Faire, tous les deux jours, une injection de 3 milligrammes d'*arséniate de strychnine* :

Arséniate de strychnine injectable (ROUSSEL).

Arséniate de strychnine....	0 gr. 30
Véhicule stérilisé. Q. S. pour	100 cent. c.

Chaque seringue contient 3 milligrammes d'arséniate de strychnine.

Tous les deux jours également, une injection de *lactate de quinine* et *antipyrine*.

Quinine injectable (ROUSSEL).

Lactate de quinine..........	20 gr.
Antipyrine..................	20 —
Véhicule aseptique. Q. S. pour	100 cent. c.

Chaque seringue contient 20 centigrammes de sel quinique et 20 centigrammes d'antipyrine.

Les injections de *salicylate de méthyle* sont aussi tout à fait recommandables.

On secondera l'effet de la médication hypodermique par l'hydrothérapie ; une douche froide, chaque jour.

Furonculose.

Dans la furonculose, Roussel doit des succès tout à fait remarquables aux injections de *phéneucalyptol*, une seringue de deux jours l'un, tandis que, l'autre jour, on fait une injection d'*arséniate de strychnine*.

Pour les soins de la peau, recommander le *savon Lesour* au *cyanure d'hydrargyre*.

Galactorrhée.

On sait combien, parfois, il est difficile de tarir la *sécrétion lactée*, quand on se voit forcé d'interdire l'allaitement.

Les injections sous-cutanées d'*huile camphrée* ont été tentées, et les résultats obtenus déjà sont des plus encourageants.

Gangrène pulmonaire.

Hewelke rapporte deux cas heureusement traités par les injections antiseptiques :

Menthol	2 gr.
Essence d'eucalyptus	3 —
Eau distillée	100 —

On faisait des injections de 10 centimètres cubes. Nous pensons que l'huile devrait être le véhicule et non l'eau. Ce mélange, tel qu'il est, doit être très irritable et très douloureux à l'injection.

Le *phéneucalyptol* et l'*arséniate de strychnine*, donnés alternativement, constituent la médication de prédilection de Roussel.

Maurange prescrit :

Naphtol B	2 gr.
Camphre	4 —
Huile stérilisée. Q. S. pour	100 cent. c.

10 cent. cubes par jour.

Gangrène symétrique des extrémités.

Voy. *Asphyxie locale.*

Gastro-entérite grave des nourrissons.

Marfan donne trois injections par jour de cinq à vingt centimètres cubes chacune, suivant l'âge, de sérum artificiel additionné de benzoate de caféine.

Voy. *Choléra infantile.*

Gastrorrhagie.

Voy. *Entérorrhagie.*

Glaucôme.

Pilocarpine en injections hypodermiques, pour diminuer la tension intra-oculaire et provoquer la contraction de la pupille.

Goître.

Carré, de Tubingue, Brunn, Marquet, de Rochechouart (Haute-Vienne) préconisent les injections interstitielles d'*iodoforme.*

Leur formule est la suivante :

Iodoforme	1 gr.
Huile d'olives	7 —
Ether sulfurique	7 —

Après avoir nettoyé la peau, le médecin, placé derrière le malade, fixe entre le second et le troisième doigt de la main gauche la partie du goître dans laquelle l'injection doit être pratiquée, tout en poussant la tumeur contre la colonne vertébrale, puis il enfonce vivement l'aiguille à une profondeur de 2 à 3 centimètres, en ayant soin d'éviter les veines apparentes.

Tenant ensuite légèrement la seringue entre les doigts, il invite le malade à faire des mouvements de déglutition que la seringue doit suivre lorsqu'elle a réellement pénétré dans le parenchyme de la glande. Si tel est le cas, on injecte immédiatement le contenu de la seringue, qu'on retire aussitôt.

On répète les injections à des intervalles de 8 à 10 jours. Le nombre peut varier de 5 à 20. D'habitude la cure dure 3 à 4 semaines.

Frey opère de la même façon, mais il a ainsi modifié la formule :

Iodoforme....................	1 gr.
Ether sulfurique	5 —
Huile d'amandes douces..........	10 —

Iode, 1 à 2 seringues de 1 centimètre cube chaque jour. Faire l'injection au centre de la tumeur, aussi loin que possible des veines apparentes et des battements artériels.

Goître exophtalmique.

Abadie, Dujardin-Beaumetz, Desnos ont employé, avec succès, les injections de *duboisine*.

Chaque centimètre cube contient 1/2 milligramme de médicament.

Goutte.

Quinine, 1 à 2 centimètres cubes.
Pipérazine, 2 à 4 centimètres cubes.

Pipérazine injectable (J. Mousnier).

Pipérazine....................	10 gr.
Véhicule stérilisé. Q. S. pour	100 cent. c.

soit 10 centigrammes par centimètre cube.

Donner d'emblée, pour apaiser la douleur, deux centimètres cubes de *salicylate de méthyle*.

Roussel, de son côté, préconise la *lithine*, de 1 à 3 centimètres cubes.

Chaque centimètre cube contient 5 centigrammes de *lithine*. Administrer par séries de dix jours, coupées par des temps d'arrêt.

Voy. *Arthritisme*.

Granulations palpébrales.

Fernandez recommande les injections de *cantharidate de potasse*.

Gravelle.

Roussel prescrit les injections de bromure de *lithine*.

Voy. *Arthritisme* et *Goutte*.

Même mode d'emploi.

Grippe, Influenza.

Les injections d'*arséniate de strychnine*, 1 centimètre cube par jour, chez l'adulte, unies à celles de *phéneucalyptol*, à la même dose, ont donné entre les mains de Roussel et de ses disciples de très beaux résultats.

Boisson leur adjoint la *quinine*, à la dose de 1, 2 et même 3 centimètres cubes, en une seule fois, le soir, suivant l'âge et l'état du malade.

Si l'adynamie et l'asthénie sont par trop manifestes, la *caféine*, à la dose de 1 centimètre cube, qu'on pourra répéter au besoin, permettra d'en triompher.

On aura encore recours à la *caféine*, et à la *strophantine*, pour combattre les complications survenues du côté des poumons et du cœur, toujours graves en ce cas.

Hématémèses.

Ergotinine, 1 à 2 centimètres cubes, ou *hydrastinine*, aux mêmes doses.

Hématocèle péri-utérine.

Ergotine ou *ergotinine*, 1 centimètre cube.

Héméralopie.

Pilocarpine, 1 centimètre cube.

Hémiplégie.

Voy. *Paralysie faciale*.

Hémophilie.

Ergotinine, 1 centimètre cube.

Hémoptysies.

Ergotine, ou *ergotinine*, de 1 à 2 centimètres cubes.

Falk, de Berlin, recommande l'*hydrastinine*, à la dose de 1 à 2 centimètres cubes.

L'*homatropine* a rendu aussi quelques services.

Homatropine injectable (J. Mousnier).

Bromhydrate d'homatropine........	0 gr. 50
Véhicule aseptique Q. S. pour.....	100 cent. c.

Chaque centimètre cube contient 5 milligrammes ; on l'emploie à la dose de 1 à 2 centimètres cubes.

Le *fer* a été recommandé par Roussel.

Voy. *Phtisie.*

Capitan, pour combattre l'hémoptysie, préconise la formule suivante :

Ergotine..........................	5 gr.
Chlorhydrate de morphine..........	0 — 04
Antipyrine........................	1 — 50
Sulfate de spartéine..............	0 — 20
Sulfate d'atropine................	0 — 002
Eau distillée........... Q. S. pour	10 cent. c.

Un centimètre cube de 1/2 heure en 1/2 heure ou de 1/4 en 1/4 d'heure, sans dépasser 5 centimètres cubes.

Cette solution nous semble bien compliquée et la solution d'ergotinine nous paraît avoir autant de valeur.

Flick, dans le cas d'*hémoptysies tuberculeuses*, dit faire cesser rapidement le crachement de sang, en donnant de 1/2 heure en 1/2 heure par la bouche, une demi-goutte de la solution *alcoolique de trinitrine* à 1 p. 100, il attribue l'effet obtenu à la vasodilatation périphérique que produit ce médicament.

La *trinitrine* étant très facilement injectable, l'effet obtenu serait encore plus prompt, en l'employant par voie sous-cutanée.

Donner un à trois centimètres cubes dans la journée.

Hémorrhagies.

Les injections sous-cutanées d'*ergotine* ou d'*ergotinine* trouvent ici une indication certaine. On administrera l'un ou l'autre de ces deux médicaments à la dose de 1 centimètre cube, qu'on pourra répéter à une demi-heure d'intervalle, si l'action ne paraissait pas manifeste.

Falk, Hausemann, Hallmorgen préconisent l'*hydrastinine*.

Hydrastinine (J. Mousnier).

Hydrastinine		5 gr.
Véhicule stérilisé	Q. S. pour	100 cent. c.

Chaque centimètre cube représente 5 centigrammes de substance active.

Falk recommande d'injecter 1 centimètre cube de cette solution, et 2 centimètres cubes, si l'hémorrhagie est intense.

L'*hydrastinine* se montre inefficace dans les hémorrhagies utérines par atonie ou par subinvolution puerpérale.

Bierwith, de Saint-Louis (Amérique), se montre très partisan des injections d'*atropine*.

D'après lui, l'hémorrhagie se serait toujours arrêtée après dix minutes, mais c'est surtout dans les *hémoptysies* qu'il emploie ce médicament.

Miraschi donne la préférence aux injections de *caféine*, pour combattre les *hémorrhagies post partum*.

Hémorrhagies post partum.

Voy. *Accouchement*.

Hérédo-syphilis chez les nourrissons.

Korolew a traité de nombreux enfants, âgés d'un mois à un an, par les injections de salicylate de mercure; il faisait des injections extra-musculaires dans l'épaisseur des muscles fessiers. Or, le salicylate de mercure était délayé dans l'huile de vaseline, il injectait de *5 millig.* à *deux centigrammes*.

A cette formule, nous préférons celle-ci :

Salicylate de mercure................	1 gr.
Véhicule stérilisé...... Q. S. pour...	100 cent.

Dose : 1/4 à une seringue entière en injection hypodermique.

Chez les enfants peut-être même serait-il préférable d'employer le *bibromure de mercure*.

Voy. *Syphilis*.

Hernies étranglées.

Lombard, de Terrasson (Dordogne), cite plusieurs cas de hernies étranglées, dont la terminaison heureuse était due à des injections de 1 à 2 centigrammes de *morphine*.

Hoquet persistant.

Sharron dit avoir triomphé de divers cas de hoquet incoercible, par les injections de *trinitrine*.

Hydropisie.

Huchard a employé la *caféine*.

La *pilocarpine* et la *spartéine* ont aussi été préconisées.

La *pilocarpine* est surtout recommandée dans les hydropisies d'origine rénale.

Bubnow et Cervello prescrivent, comme *diurétique*, l'*adonidine*.

Adonidine....................	0 gr. 02 cent.
Véhicule stérilisé.... Q. S. pour	100 —

Un à trois centimètres cubes en 24 heures.

Le *Cafeinsulfonate de soude* serait un puissant diurétique.

Caféinsulfonate de soude..............	10 gr.
Eau distillée.........................	100 —

Dose: un à cinq cent. cubes.

Hyperchlorhydrie.

Pour calmer les douleurs gastro-intestinales de l'hyperchlorhydrie, Cantu dit s'être bien trouvé de :

Chlorhydrate neutre de duboisine..	0 gr. 08 cent.
Eau distillée........ Q. S. pour	100 c. c.

Dont il injecte 1 à 5 cent. cubes.

Hypertrophie de la prostate.

Cally recommande de faire des injections cocaïniques, deux fois la semaine, dans le parenchyme du testicule.

Hypertrophie de la rate.

Mosler fait grand éloge des injections d'*arsénite de potasse*.

Hypertrophie splénique d'origine paludéenne.

PARONA, de Novare (Italie), a obtenu, chez quatre sujets atteints d'une tuméfaction énorme de la rate par suite d'un paludisme chronique, une diminution rapide du volume de la rate, au moyen des injections sous-cutanées iodo-iodurées, qu'il considère comme le traitement le plus efficace et le plus inoffensif :

Iode métallique	0 gr. 25
Iodure de potassium	2 — 50
Gaïacol	2 — 50
Glycérine pure	25 —

Dose : 1 centimètre cube chaque jour. Ces injections sont douloureuses; mais la douleur est atténuée par le gaïacol.

Hypocondrie.

L'hypocondrie se rencontre fréquemment chez la femme et la cause peut en être multiple et variée à à l'infini ; c'est ainsi que nous avons vu, dit ROUSSEL, des malheureuses devenir hypocondriaques par suite de castration, d'autres, au contraire, le devenir *ab utero feroce* vierges, beaucoup trop vierges, à trente ou trente-cinq ans, et punies, par d'interminables séries de névroses, de n'avoir point obéi aux lois de la nature qui créa la femme pour l'homme et pour l'enfant.

Les hommes cependant ne sont point exempts de cette terrible affection.

Mais, femmes ou hommes, tous ces « névropathes à en mourir » ont brûlé le phosphore de leur moelle, dans leurs luttes contre les nécessités de la vie sexuelle. Le *phosphore* injectable est seul le remède médical, logique, et efficace, puisqu'ils ne veulent, ou ne peuvent user du seul remède physiologique.

Unique moyen de réintégrer, par assimilation immédiate, le phosphore naturel aux tissus épuisés des organes nerveux et génitaux, l'injection de phosphore chimique est, par le fait, le spécifique de la grande hystérie, prise au sens primitif du mot, qu'elle provienne de l'exaltation par continence ou de l'épuisement par abus.

Le phosphore injectable est un régulateur, un réparateur et non point un excitant aphrodisiaque; il n'exagère pas la puissance génitale, normale, de l'homme sain, mais il la restitue à l'homme fatigué, en même temps qu'il réconforte toutes les fonctions physiques ou psychiques de la moelle et du cerveau.

On injectera, chaque jour, pendant cinq jours, un centimètre cube de solution phosphorée dosée à trois milligrammes, puis on laissera cinq jours de repos.

Ou mieux on fera : 1° un jour, le matin une injection de trois milligrammes d'*arséniate de strychnine;* le soir, une injection de cinq centimètres cubes de *phosphate;* 2° le deuxième jour, trois milligrammes de *phosphore* et on continuera ainsi.

Hystérie.

Dr Fleury, de Bordeaux, a mis en honneur et recommandé chaleureusement, et cela non sans raison, le *tribromure d'allyle* pour combattre le spasme sous toutes ses formes, spasme hystérique, angine de poitrine, asthme essentiel.

De 1 à 2, jusqu'à 3 centimètres cubes.

D'après Rosier, on réussirait à enrayer les crises d'*hystérie*, en injectant 1 cent. cube de la solution :

Chlorhydrate d'apomorphine........	0 gr. 50 c.
Eau distillée........................	100 gr.

Hystéro-épilepsie.

ALBERTONI, professeur à la Faculté de médecine de Cologne, a employé avec succès les injections hypodermiques de *duboisine*, contre les convulsions hystéro-épileptiques.

DE FLEURY a triomphé des mêmes phénomènes, et avec des succès indiscutables, à l'aide du *tribromure d'allyle*.

BEKA-NAGI affirme qu'il a réussi à prévenir ou à faire avorter les attaques d'hystéro-épilepsie, en injectant un milligramme de *chlorhydrate d'hyoscine* par jour. Il l'a employé aussi d'une façon efficace pour combattre les troubles moteurs et les tremblements dépendants d'affections chroniques du système nerveux.

Ichtyose.

Arséniate de strychnine, 1 centimètre cube par jour.
Arsénite de potasse.

Ictère hépatique.

WISKOWSKI considère la *pilocarpine* à la dose de 1 à 2 centimètres cubes par jour comme spécifique de l'ictère. Il ose même affirmer que, lorsque l'amélioration ne se produit pas après dix ou quinze jours, il est à craindre que l'ictère ne soit causé par une tumeur maligne.

ROUSSEL prescrit le *térébenthol*, à la dose de 2 centimètres cubes à la fois, et à répéter plusieurs fois dans la journée.

Impuissance sexuelle.

1° *Chez la femme :*
Phosphate ou *glycérophosphate*, de 3 à 5 centimètres

cubes chaque jour, en une seule injection, ou bien faire alterner les injections de *phosphate* avec celles d'*arséniate de strychnine*, 1 centimètre cube.

2° *Chez l'homme :*

Phosphore, 1 centimètre cube, le matin, pendant quatre jours.

Le soir, 1 centimètre cube d'*arséniate de strychnine*.

Après quatre jours, continuer ce dernier et supprimer le phosphore qu'on reprendra quatre jours après (Roussel).

Quelques praticiens affirment s'être bien trouvés des injections séquardiennes de *suc testiculaire de cobaye*, à la dose de 2 centimètres cubes, régulièrement tous les jours (1).

D'autres sont redevables de quelques succès au *glycérophosphate de soude*, à la dose de 3 à 5 centimètres cubes.

L'injection *vitale* de Vindevogel est aussi susceptible de rendre de réels services.

Inanition.

Alimentation sous-cutanée. — L'huile d'olive stérilisée et légèrement chlorurée et iodurée a été recommandée comme alimentation sous-cutanée.

Huile stérilisée	100 gr.
Chlorure de sodium	5 —
Iodure de sodium	2 —

Injecter 3 fois par jour une seringue de cinq centimètres cubes. Chaque fois faire un massage prolongé. Il y a absorption rapide, et le malade ne tarde pas à augmenter de poids.

(1) Voy. Eloy, *La Méthode de Brown-Séquard*. Paris, 1893.

Roussel a publié sur ce sujet et sous ce titre : *Transformation de l'huile en graisse humaine, modelage médical*, une observation fort intéressante : « A propos du thorax de mes clients, dit-il, j'eus une fois de plus encore l'occasion de me procurer l'éclatante et artistique démonstration de la tranformation locale de l'huile en graisse humaine ; ce que j'avais déjà fait voir aux membres de la Société de médecine pratique de Paris, en 1888, sur la jeune demoiselle Wilk, joli modèle de Chaplain, que j'avais dotée d'un admirable sein gauche, laissant provisoirement, pour témoin, le sein droit à son état primitif de néant.

Bien souvent depuis, j'ai pu, par ce procédé de modelage médical, corriger quelqu'un de ces défauts de plastique, qui font dire que la plus belle femme n'est pas parfaite.

L. Fornaca et F. Micheli ont étudié sur quelques malades du service de C. Bozzolo, professeur de clinique médicale à la Faculté de médecine de Turin, l'action exercée par les injections hypodermiques d'huile sur les échanges azotés.

Ces recherches ont montré que l'huile d'olive introduite dans le tissu sous-cutané, à la dose de 30 à 200 grammes, est rapidement absorbée et produit une diminution plus ou moins notable de l'élimination de l'azote — qui se trouve de cette façon économisé dans l'organisme, — ainsi qu'une augmentation du poids du corps et une certaine amélioration de l'état général. L'administration d'huile par la voie hypodermique semble donc posséder la même valeur nutritive que les substances grasses introduites par la bouche et une valeur supérieure à celle des lavements d'huile. Ce procédé d'alimentation paraît indiqué dans tous les cas où l'on a l'habitude d'avoir recours à l'alimentation par la voie rectale.

Il convient de signaler encore ce fait intéressant que,

parmi les sujets soumis par Fornaca et Micheli aux injections d'huile, deux étaient atteints de diabète, maladie dans laquelle l'usage de substances grasses constitue, comme on sait, un point important du régime alimentaire (1).

Incontinence nocturne d'urine.

L'*ergotinine*, 1/2 centimètre cube, suivant l'âge du sujet, aurait, dit-on, donné quelques guérisons.

La *strychnine* est aussi vantée.

Inertie utérine.

Béal indique comme tout à fait recommandable, chaque fois que les contractions sont insuffisantes, l'emploi de la *strychnine*, 1 à 2 centimètres cubes.

Schwab préfère la *quinine*.

Influenza.

Voy. *Grippe*.

Insolation.

1 à 2 seringues de 1 centimètre cube de quinine.

Voy. *Coup de chaleur*.

Fabricius, de Bellevue Hospital de New-York, dans les insolations à *forme anémique*, conseille d'injecter 1 centimètre cube de la solution suivante :

Sulfate de strychnine.........	0 gr. 03 cent.
Sulfate d'atropine.............	0 — 002 mill.

(1) D'après *la Semaine médicale*.

Nitro-glycérine.................. 0 gr. 005 —
Eau distillée....... Q. S. pour.. 100 cent. cubes

Insomnies.

Employer le moins possible la *morphine*.

Quoiqu'un peu douloureuse à l'injection, la *paraldéhyde* à la dose de 1 à 2 centimètres cubes est une médication de grande valeur dans les insomnies simples, sans excitation.

Duboisine à la dose d'une ou deux seringues.

La *Narcéine* est un excellent somnifère. La seule difficulté est d'avoir de la narcéine pure. BEHIER, PIEDVACHE, EULENBURG la recommandent.

Chlorhydrate de narcéine........... 2 gr.
Véhicule stérilisé....... Q. S. pour 100 cent. c.

De un à cinq centimètres cubes.

Mais pour combattre l'insomnie, si l'estomac du malade le permet, le *sirop Gélineau* (chloral et bromure associés) est un hypnotique merveilleux.

Le *méthylal* est un hypnotique qui amène un sommeil profond, immédiat ; mais comme il s'élimine rapidement, son action est de courte durée. Il présente l'avantage de ne laisser, après son ingestion, aucun trouble organique. Il augmente un peu les battements du cœur, abaisse légèrement la pression sanguine, et rend la respiration rare et profonde. Il est bon d'augmenter peu à peu la dose, puis, arrivé au maximum, d'interrompre pendant deux ou trois jours.

KRAFFT-EBING de Gratz assure qu'il n'est point de meilleur médicament dans les insomnies dues à l'inanition ou à l'anémie cérébrale (1).

Le *méthylal* s'injecte à la dose de vingt centigram-

(1) Bocquillon-Limousin. *Formulaire des médicaments nouveaux*, 9e édition. Paris, 1898, p. 185.

mes par centimètre cube, sans provoquer de douleur trop sensible; cependant l'injection n'est pas complètetement indolore.

1° Méthylal		2 grammes.
Huile stérilisée	Q. S. pour	100 cent. c.
2° Méthylal		2 grammes.
Eau aseptique	Q. S. pour	100 cent. c.

(J. Mousnier.)

Dose : un centimètre cube à renouveler à une 1/2 heure d'intervalle et, au besoin, une 3e fois encore; on obtient un sommeil profond.

Laryngite aiguë.

Roussel a recours à l'*eucalyptol* ou au *phéneucalyptol;* il emploie l'un et l'autre de ces produits, à la dose de 1 centimètre cube, et souvent il leur adjoint l'*arséniate de strychine.*

Inhalations d'essence d'eucalyptus.

Laryngite syphilitique.

Dans la laryngite syphilitique, il est bon de joindre aux précédents médicaments l'*hydrargyre* injectable, *cyanure* ou *biiodure.*

Laryngite tuberculeuse.

Même traitement que pour la laryngite aiguë, injections de *strychnine.*

Leucémie, Leucocytose.

Rummo regarde comme seul traitement à employer l'*arsénite de potasse*, 1 à 2 centimètres cubes chaque jour.

Von Ziemssen, professeur à la Faculté de médecine de Munich, recommande aussi la même médication à la dose de 2 centimètres cubes par jour, répartis en deux injections.

Roussel préfère l'*arséniate de strychine*.

Dose : 1 centimètre cube chaque jour.

S'il se montre de l'épistaxis, on aura recours au *chlorure de fer et de quinine*, à la dose de 1 à 2 centimètres cubes dans la journée; ou encore à l'*ergotinine*, 1 centimètre cube.

Lithiase biliaire.

Jaccoud et d'autres après lui, pour combattre l'élément douleur, recommandent la *morphine*, 1 centimètre cube; ou l'*antipyrine*, 1 centimètre cube à renouveler au besoin.

Roussel prescrit le *térébenthol*.

Dose : 1 seringue matin et soir.

Lumbago.

Germain Sée, Jaccoud, etc., ordonnent la *morphine*, un centimètre cube, à renouveler s'il est nécessaire.

Beny-Quist et Ecklund préconisent la même médication.

Roussel, Boisson, Kéraval emploient la *paraldéhyde*, 1 centimètre cube, 2 cent. cubes, s'il y a lieu, avec un succès toujours constant.

L'injection est un peu brûlante; mais cette sensation un tant soit peu douloureuse est de courte durée et ne saurait entrer en ligne de compte vis-à-vis des résultats obtenus.

Ce n'est qu'avec le véhicule huile, comme l'a démontré Roussel, qu'on peut administrer des doses efficaces de *paraldéhyde* (MAURANGE).

Mixture *calmante antinévralgique* de MOUSNIER.

Lupus.

Arsénite de potasse.

Dose : 1 seringue chaque jour.

Chlorure de fer et *quinine.*

Dose : 1 seringue chaque jour.

Faire alterner les injections arsénicales et les injections ferrugineuses, un jour l'une, un jour l'autre.

Eucalyptol iodoformé.

Dose : 3 centimètres cubes en une seule fois chaque jour.

UNNA injecte 1 centimètre cube de :

Sulfo-ichtyolate de soude...............	2 gr.
Eau distillée..........................	100 —

MOTY propose l'*eugénol* :

Eugénol..............................	10 gr.
Huile stérilisée............ Q. S. pour	100 cent. c

Lymphadénômes

LANGENBECK, DOLBEAU, RECLUS, BERGER, et, à leur exemple, grand nombre d'autres praticiens recommandent les injections interstitielles d'*arsénite de potasse* dans la tumeur et l'arsenic à haute dose à l'intérieur.

Mal de mer.

On a recommandé les injections d'*atropine et mor-*

phine, 1 centimètre cube, qu'on pourra renouveler deux heures après s'il est nécessaire.

Maladie de Raynaud.

Voy. *Asphyxie locale.*

Manie aiguë.

Shaw rapporte quelques cas de manie aiguë guéris par les injections d'*hyoscine*, 1/2 milligramme d'emblée.

Mélancolie.

Voy. *Mentales* (*Maladies*).

Méningite aiguë des adultes.

Morphine, 1 centimètre cube.

Paraldéhyde, une injection de deux centimètres cubes.

Tribromure d'allyle, 1 centimètre cube, à répéter au besoin.

Méningite des enfants.

Cyanure de mercure, une seringue de 1 centimètre cube.

Paraldéhyde, 1 centimètre cube, à répéter 2 et 3 fois dans la journée.

Le *tribromure d'allyle*, aux mêmes doses que la paraldéhyde.

Méningite tuberculeuse.

Injections de *biiodure de mercure*, 1 centimètre cube tous les trois jours.

Phéneucalyptol, 1 centimètre cube chaque matin.

Mentales (maladies).

HAY insiste sur l'emploi de la *paraldéhyde* dans les maladies mentales : Folie, mélancolie, chronique ou aiguë, délire aigu, chronique ou consécutif à l'épilepsie. Les doses doivent être assez élevées et on pourra injecter dans les cas graves 2 centimètres cubes d'emblée.

Le *phosphore* est expérimenté, avec succès, dit-on; mais nous ne possédons aucun document sérieux à ce sujet, aussi ne pouvons-nous que mentionner cette médication, afin de nous réserver la priorité de la publication.

Le *méthylal* a été aussi indiqué en ces derniers temps.

Métrorrhagie.

LUTAUD donne la préférence à l'*hydrastinine* et à l'*ergotine*. D'après la formule qu'il indique, il ne donne que douze centigrammes d'ergotine par injection. La formule donnée ici est dosée à vingt centigrammes.

CAPITAN emploie une solution composée, en laquelle se trouvent associés divers médicaments, vaso-constricteurs, modérateurs cardiaques et généraux, hémostatiques :

Ergotine Yvon....................	5 gr.
Antipyrine	2 — 50
Sulfate de spartéine................	0 — 30
Chlorhydrate de morphine..........	0 — 05
Eau distillée........... Q. S. pour	10 c. c.

Injecter 1 c. c. qu'on peut renouveler 2 ou 3 fois, de 5 ou de 10 en 10 minutes.

Dans la *métrorrhagie puerpérale*, MIVACHI a recours aux injections de caféine, que recommande aussi HUCHARD, en les associant à des injections d'éther.

OSHÉROWSKI injecte un sérum ainsi composé :

Phosphate de soude.............	5 gr. 50 c.
Sulfate de soude................	5 — 50 c.
Eau stérilisée....................	120 —

Injecter 3 c. c. à renouveler.

SCHATZ dit qu'il faut avoir recours à l'*hydrastinine* dans tous les cas, et ceux-là sont nombreux, où, tout en étant obligé de lutter contre les pertes sanguines, on est obligé de ménager le muscle utérin, en raison de l'irritabilité douloureuse de cet organe. Les injections d'*hydrastinine* sont loin d'être aussi douloureuses qu'on veut bien le dire et quand la solution est scrupuleusement préparée, elle est admirablement tolérée.

Migraine.

Voyez *Hémorrhagie*.

Médication de l'accès :

Injection de 1 centimètre cube de *caféine*, que recommande HUCHARD.

Mixture *calmante antinévralgique* de MOUSNIER.

Antipyrine, 1 centimètre cube.

Quinine, 1 centimètre cube au début de l'accès, puis un second centimètre cube, une demi-heure après.

Aconitine, 1 centimètre cube, médication à manier avec prudence.

Ethoxy-caféine, 2 à 4 centimètres cubes.

D'après DUJARDIN-BEAUMETZ, FILEHNE et PINEAU l'introduction du groupe éthoxyl dans la constitution atomique de la caféine modifie les propriétés physiologiques et thérapeutiques de cet alcaloïde ; elle lui donne une action sédative marquée sur le système cérébro-spinal et lui crée des propriétés narcotiques incontestables.

Migraine ophtalmique.

Dans la *migraine ophtalmique*, pour combattre l'*amblyopie* et le *scotome scintillant*, on aura recours aux injections de *strychnine*.

Cette migraine souvent se trouve dépendre de maladies nerveuses (*neurasthénie*, *hystérie*, *épilepsie*, et la seule médication vraiment efficace en pareil cas, est la *médication bromurée*.

Employée dans l'intervalle des accès, elle les éloigne de plus en plus, et si le traitement est suivi rigoureusement, les accès finissent par être tellement éloignés qu'on peut considérer avoir obtenu une guérison.

On prescrira alors les dragées Gelineau (deux au repas du matin et deux au repas du soir), ou encore les granules doubles de Dardel au bromure d'or et à l'arséniate d'or.

Morphinomanie.

Adjoindre l'*atropine* à la *morphine* et diminuer chaque jour la dose.

Remplacer les injections de morphine par la *spartéine* et la *strychnine*, que l'on fera alterner d'un jour l'autre.

Une injection de *quinine*, de temps en temps, relèvera aussi les forces du malade et l'aidera à se rendre maître de son affection.

Mais c'est la *spartéine* qui rend les plus grands services et à laquelle on doit donner la préférence.

Morsures de serpents.

Mueller recommande les injections d'*arséniate de strychnine* à doses élevées : 1 seringue de 1 centimètre cube à répéter de 2 heures en 2 heures. D'après cet auteur, le venin des serpents et la strychnine sont des antagonistes complets.

Les recherches de Vrobst et de Fecktistoff sur le venin de la vipère commune ont démontré l'efficacité à peu près absolue de la *strychnine* comme antidote.

Barber et Meyrellet préconisent les injections de *permanganate de potasse*.

Permanganate de potasse............	15 gr.
Véhicule aseptique....... Q. S. pour	100 cent. c.

On injecte de 1 à 2 centimètres cubes.

Le *chlorure d'or* a aussi été employé avec succès.

Tout récemment, Calmette (1) a donné les indications suivantes : 1° Placer un lien entre la morsure et la racine du membre.

2° Laver la plaie avec une solution récente et titrée de 1 gr. d'hypochlorite de chaux sec et purifié pour 60 gr. d'eau bouillie.

3° Faire dans le tissu cellulaire au niveau du flanc une injection de sérum antivenimeux obtenu en immunisant des animaux avec du venin et de l'hypochlorite de chaux ; — en quelles proportions?

4° Injecter sur le trajet de la morsure et autour de celle-ci, en trois ou quatre endroits, 8 à 10 centimètres cubes de la solution d'hypochlorite.

5° Enlever la ligature, frictionner le malade, lui faire prendre du café, du thé, le couvrir chaudement pour provoquer une abondante sudation ; — il faut évi-

(1) Voy. Calmette. *Le Sérum contre la morsure des serpents* (*Annales d'Hyg.* 1896, tome XXXV, p. 472).

ter d'administrer de l'ammoniaque ou de l'alcool, qui ne pourraient qu'être nuisibles au malade et au traitement par le sérum — On s'abstiendra aussi de cautérisations au fer rouge ou avec des substances chimiques.

Ce sérum agirait également à l'égard des venins de toutes les espèces de serpents de l'ancien et du nouveau monde. Les sécrétions toxiques de ces animaux ne diffèrent entre elles que par leur degré de toxicité, le principe nocif demeurant le même.

Myélite.

Cecconi recommande l'*ichtyol* d'après la formule de Unna :

Ichtyol..............................	20 gr.
Eau distillée........................	100 —

1 centimètre cube tous les jours.

Myocardite chronique.

On se trouvera bien des injections sous-cutanées de *spartéine* et d'*arséniate de strychnine*.

Néphrite.

Anderson a obtenu de promptes guérisons, dans plusieurs cas de néphrites, en faisant, chaque jour, une injection de *pilocarpine* de 1 centimètre cube. Chaque injection est suivie d'une diminution dans la *pression sanguine et d'une transpiration* abondante.

Neurasthénie.

Roussel injecte de 2 à 3 centimètres cubes de *phos-*

phate de soude, qu'il fait alterner avec des injections d'*arséniate de strychnine.*

Depuis quelques années, avec le tapage fait autour du *glycérophosphate de soude*, quelques praticiens ont remplacé le *phosphate de soude* par cette dernière préparation.

Roussel, au cours d'expériences qu'il faisait sur les sels de soude et de magnésie comme purgatifs hypodermiques, observa que le *phosphate de soude*, à la faible dose de 1 cent. cube, d'une solution titrée à 10 o/o injectée quatre fois en vingt-quatre heures, avait supprimé, pour plusieurs jours, la diarrhée atonique d'une phtisique cachectique.

Ce phénomène ayant frappé violemment son attention, il multiplia de pareilles injections dans des cas très différents les uns des autres ; après avoir comme toujours cherché sur lui-même à quel plus haut degré de concentration la solution demeurait injectable, c'est-à-dire à peu près indolore ; et après avoir, pour la pratique clinique, réduit son titre à 5 o/o et porté la dose à 5 centimètres cubes.

L'observation lui a montré que cet effet constipant du phosphate de soude en injection hypodermique, si propice à combattre la diarrhée colliquative des phtisiques, est due à une *tonification* très marquée, non seulement du tube intestinal, mais de l'organisme en entier. La vitalité générale se relève comme par miracle, la circulation s'active et se régularise, la tension artérielle se relève, les veines se dégorgent, l'appétit revient, la digestion se fait normale, l'intestin élabore les aliments, le rectum retient les fèces, l'anus se contracte et ne se laisse plus déborder. Les forces générales reparaissent et, plus heureusement encore, l'adynamie cérébrale se restaure et reprend l'énergique direction de l'individu.

Roussel, en 1884, injecta le phosphate de soude à un

névropathe, très péniblement atteint, non pas d'une diarrhée vulgaire, mais de cette partielle et intermittente incontinence fécale, qui tourmente parfois les dyspeptiques hyperchlorhydriques, avec flatulence intestinale expulsive : incontinence que l'on dit être aussi un prodrôme de paralysie générale, ce qui semblait vrai dans le cas. Après cinq injections de cinq centimètres cubes, l'incontinence fécale disparut ; par le fait d'une double amélioration, l'anus tonifié put opposer la contractibilitée de son sphincter à l'issue des petits paquets de matière, qu'il laissait précédemment passer, et l'appareil digestif fut tout entier réconforté et, plus tard, à la suite du traitement phosphoré complet, le patient fut délivré de toute apparence de neurasthénie paralytique.

Vindevogel place toute sa confiance dans sa solution *vitale névrosthénique*.

Imbert de la Touche a recours aux injections de *sérum artificiel*. Avec Roussel, il se montre partisan du *phosphore* pur. Le phosphore pur aurait une action élective sur le cerveau et combattrait les troubles anémiques. C'est le médicament, par excellence, des déprimés, chez lesquels on observe un retour rapide de la lucidité intellectuelle.

Le *phosphore* pur, chimique, est injectable par solution huileuse : à titre et à doses hypodermiques, il n'est pas toxique et il ne le devient pas par accumulation, car la partie surabondante s'élimine, par sa volatilisation, très rapide, à travers le poumon. Il s'assimile, se fixe aux tissus nerveux du système cérébro-médullaire, et produit une restauration durable de l'énervation et de l'intelligence.

Le *phosphate de soude* est injectable par solution aqueuse ; il n'est pas toxique. Son élimination est insensible, il s'assimile et se fixe, partie comme phosphore aux tissus nerveux, partie comme phosphate à tous les tissus. Il produit sur tous les organes et sur la trame physique de tous les tissus une réparation matérielle, durable, très évidente dans les tissus osseux et musculaires et, par ce fait, il restaure leur fonctionnement.

La médication phosphorée et phosphatique est spécifique des affections mentales et nerveuses causées par la *déphosphoration* ainsi que des lésions matérielles produites par la déphosphatation.

Gelineau a publié plusieurs observations très concluantes en faveur de l'action qu'a le phosphore employé en injections sous-cutanées comme réparateur cérébral pendant le traitement général, tonique, de la neurasthénie.

Le *chlorure de fer et de quinine* ou le *salicylate de fer* augmente en peu de jours le nombre des hématies et leur valeur en hémoglobine.

L'*or* est aussi d'un puissant secours et s'adresse surtout aux formes d'épuisement s'accompagnant de mélancolie et de tendance au suicide.

Pour calmer les douleurs, Maurange injecte 1 à 10 c. c. de la solution :

Chloroforme...........................	1 gr.
Eau stérilisée........................	100 —

Boisson, de son côté, se sert de la formule de Mousnier :

Chloroforme...........................	20 gr.
Menthol...............................	20 —
Huile stérilisée.............. Q. S. pour	100 c. c.

Dose ; 1 à 2 c. c.

Névralgies.

La médication hypodermique est, ici, toute puissante. Les médicaments employés sont très nombreux, et l'on peut affirmer que chacun d'eux compte à son actif de nombreux succès.

L'*aconitine*, recommandée par un grand nombre de praticiens, est une préparation remarquable, qui demande à être maniée avec un soin tout particulier et avec la plus extrême prudence.

Aconitine injectable (Mousnier).

Aconitine cristallisée.......	0 gr. 025 milligr.
Véhicule stérilisé. Q. S. pour	100 cent. c.

Chaque seringue contient 1/4 de milligramme.

Ne pas injecter plus d'un centimètre cube à la fois; il serait même prudent de débuter par une demi-seringue.

L'efficacité rapide et presque instantanée et toujours certaine de l'aconitine cristallisée dans la névralgie faciale périphérique et protopathique est indéniable et en fait le médicament type de ces sortes d'affections.

Lannois a triomphé de *névralgies épileptiformes* de la face à l'aide d'injections d'*hyoscine*, deux dixièmes de milligramme, 2 fois par jour.

Dans les *névralgies syphilitiques*, Okolinsky préconise le *cyanure de mercure*.

Dans les *névralgies du trijumeau*, Gloueux, de Bruxelles, dit avoir obtenu d'heureux résultats des injections de *phosphate de soude*.

Mays et Hayem se sont servis avec succès de la *caféine*; Bram, Hannon, Huchard, Dujardin-Beaumetz, etc., sont partisans de la même médication.

Filehne préfère l'*étoxy-caféine*, que recommande aussi Dujardin-Beaumetz.

Etoxy-caféine injectable (J. Mousnier).

Etoxy-caféine....................	5 gr.
Salicylate de soude..................	6 — 25
Véhicule stérilisé........ Q. S. pour	100 cent. c.

Injecter deux centimètres cubes à répéter.

Les uns ont simplement recours à la *morphine*, d'autres à l'*atropine* et à la *morphine*.

La *gelsémine*, préconisée par WICKAM, LEGG, MASSINI, DUJARDIN-BEAUMETZ, etc., qui n'ont eu qu'à s'en louer dans le traitement des *névralgies frontales*, *temporales*, *sous-orbitaires*, les *névralgies du trijumeau* et les *névralgies dentaires*.

Gelsémine injectable (J. MOUSNIER).

Chlorhydrate de gelsémine......	0 gr. 05 cent.
Véhicule stérilisé... Q. S. pour	100 cent. c.

Chaque centimètre cube contient 1/2 milligramme.

Ne pas injecter plus de 1 centimètre cube à la fois.

Les injections de *quinine* sont tout à fait recommandables; le *valérianate de quinine et d'antipyrine*, indiqué par SOCHACZEWSKI, est aussi destiné à prendre faveur.

Voici la formule de Mousnier :

Lactate de quinine............	20 gr.
Antipyrine....................	20 —
Chlorhydrate de morphine.....	1 —
Arséniate de strychnine........	0 — 30 cent.
Véhicule stérilisé.. Q. S. pour	100 cent. c.

Une injection de un centimètre cube, de deux heures en deux heures; ne pas dépasser trois injections.

HUCHARD prescrit la *trinitrine*, à la dose de 1 à 2 centimètres cubes.

Le *menthol* est appelé à rendre aussi quelques services.

ROUSSEL a toujours été satisfait de la *paraldéhyde*, 1 centimètre cube, à renouveler.

Le *chloral caféine*, qui a été indiqué comme purgatif par Ewald (mais nous n'avons jamais pu constater que l'injection produisît cet effet), et qui s'injecte sans douleur, paraît devoir rendre de grands services dans le traitement des névralgies.

Chloral caféine.

Chloral caféine........................	20 gr.
Véhicule aseptique.......... Q. S. pour	100 c. c.

La mixture calmante antinévralgique (Mousnier) est d'une grande puissance d'action et s'injecte sans causer de douleur appréciable.

Chloral...........................	0 gr. 50 cent.
Caféine...........................	0 — 50 —
Analgésine (Petit) ou antipyrine des Allemands..................	0 — 50 —
Aconitine cristallisée.............	0 — 00125
Véhicule stérilisé...... Q. S. pour	5 cent. c.

Une seringue, à répéter 3 quarts d'heure après, si la première est demeurée sans effet.

Billroth, Leichtenstein, Mercer, Shapiro, Neuher et Franck se sont servis de l'acide *osmique.*

Dose : 1 seringue par jour, à répéter 2 ou 3 fois, si c'est nécessaire. Les injections sont très douloureuses.

Baccelli, de Rome, traite les névralgies, en général, par les injections phéniquées :

Acide phénique neigeux...............	1 gr.
Eau distillée................ Q. S. pour	100 c.c.

Faire une injection au point douloureux, surtout contre les *névralgies ischiatiques, supra-orbitaires* et *intercostales.*

Le *phéneucalyptol*, préconisé par Roussel, s'injecte plus facilement et rend les mêmes services.

La *cicutine*, à la dose de 1 centimètre cube, à renouveler, au besoin, 2 et 3 fois dans les 24 heures, a été employée avec succès par Dujardin-Beaumetz.

Les injections de *codéine*, 2 à 3 centimètres cubes dans les 24 heures, sont utiles dans les *névralgies cœliaques*.

Cheynet préconise l'*hyoscine* pour combattre les *névralgies épileptiformes du trijumeau*.

Lannois, de Lyon, a, de son côté, employé avec succès les injections d'hyoscine dans le traitement des *névralgies de la face*. Il injecte 2/10 de milligramme deux fois par jour, pendant quatre jours. Nous pensons que la dose du médicament pourrait être doublée au grand bénéfice du malade.

Névroses de l'estomac.

Dans les *névroses de l'estomac*, on a retiré avantage des injections de *codéine*, 2 à 3 centimètres cubes dans les 24 heures.

Ces mêmes injections de *codéine* et aux mêmes doses seront aussi utiles dans les *névroses abdominales*.

Nicotinisme aigu.

Dujardin-Beaumetz et Vaucaire recommandent les injections de *strychnine*.

1 centimètre cube chaque matin, et augmenter progressivement pour arriver à 2 centimètres cubes.

Voy. *Empoisonnement par le tabac*.

Œdème de la glotte.

Suarez Mendosa, d'Angers, a triomphé de plusieurs

cas graves d'œdème de la glotte par les injections de *pilocarpine*, à la dose de 1 à 2 centimètres cubes.

Œsophagite.

Vaucaire recommande l'*atropine*, 1 centimètre cube ou 2 cent. cubes dans la journée.

Roussel donne la préférence à la *paraldéhyde*, aux mêmes doses.

Ostéite.

Capparoni, de Rome, a eu recours, dans l'*ostéite vertébrale*, aux injections sous-cutanées de *sublimé*; ce traitement fut institué chez trois malades qui présentaient dans les membres des phénomènes paralytiques liés à la compression de la moelle par des gibbosités pottiques et fut suivi d'excellents résultats.

Chaque jour, à la région dorsale, Capparoni fait une injection de 10 centigrammes de sublimé.

Nous pensons que ces injections ne doivent être tolérées que bien difficilement.

Ostéomalacie.

Phosphore injectable, 1/2 ou 1 centimètre cube, à continuer pendant dix jours.

Remplacer, pendant deux jours, le phosphore par les injections d'hypophosphites composés.

Revenir aux injections de phosphore et continuer à alterner ainsi les deux médications phosphorées, de deux jours en deux jours.

Ozène.

Gradenigo injecte, tous les deux ou trois jours, une

solution *iodo-iodurée*, à la dose de 0 gr. 1 centigr. à 0 gr. 3 centigr. d'iode pur.

Après un traitement de un à deux mois, il a eu la satisfaction d'obtenir, chez ses malades, une amélioration manifeste.

Palpitations de cœur.

La *spartéine*, 1 à 3 centimètres cubes par jour, est ici indiquée.

L'*arséniate de strychnine*, 1 centimètre cube, le matin, au lever, constitue aussi un tonique cardiaque de premier ordre.

Paludisme.

Voy. *Fièvres palustres*, *Foie*, *Hypertrophie splénique*.

Paralysie agitante.

MORETTI, de Rome, a traité plusieurs cas par les injections hypodermiques d'*atropine*, et il en a obtenu des résultats heureux.

Il commence par 1/4 de milligramme chaque jour, pour arriver graduellement à 2 milligrammes, qu'il injecte en 2 fois dans la journée.

GULLHORN et MENDEL, de leur côté, prescrivent avec confiance la *duboisine*, 1 à 2 centimètres cubes par jour.

SCHMITT, BRUCE, D'ERB, DE COMBEMALE, MAIRET, CHEYNET, recommandent l'*hyoscyamine*.

Dose : 1 centimètre cube.

L'*hyoscine* obtient la préférence de quelques praticiens.

Hyoscine injectable (J. Mousnier).

Chlorhydrate d'hyoscine............	0 gr. 05
Véhicule stérilisé........ Q. S. pour	100 cent. c.

1 centimètre cube par jour.

La *picrotoxine* a aussi ses partisans.

Picrotoxine injectable (J. Mousnier).

Picrotoxine......................	0 gr. 05 cent.
Véhicule stérilisé.... Q. S. pour	100 cent. c.

1 centimètre cube par jour.

Toutes ces médications demandent à être maniées avec la plus grande prudence.

Enfin, on dit avoir obtenu de réels succès avec des injections de *cyanure de mercure*, mais les documents font encore défaut.

Paralysie diphtérique.

Rosenweig et un grand nombre d'autres praticiens triomphent de la paralysie dyphtérique, en se servant des injections de *strychnine.*

Doses : de 1/2 centimètre cube à 1 centimètre cube.

Paralysie faciale, Hémiplégie.

Straus prescrit, sous le nom d'injection d'épreuve, 1 centimètre cube de *pilocarpine*.

Si la sudation se produit également et simultanément du côté malade et du côté sain, l'*hémiplégie est d'origine cérébrale.*

Si la sudation se produit du côté paralysé, une, deux ou trois minutes après qu'elle s'est montrée sur le côté sain, l'*hémiplégie est d'origine périphérique*, et alors il faut considérer le cas comme extrêmement grave.

Comme traitement complémentaire, recourir à l'électricité.

Paralysie générale.

HUCHARD, dans le but de combattre les accidents congestifs, recommande les injections d'*ergotinine*, 1 à 4 injections de 1 milligramme, soit 2 centimètres cubes d'un seul coup, de notre formule.

Les injections de *cyanure d'or* ont, dit-on, une action sur laquelle on est en droit de compter.

Paralysie du muscle externe de l'œil.

MARTIN, de Bordeaux, s'est bien trouvé des injections de *sublimé* à 1 pour 1000.

Il conseille d'injecter 1/2 centimètre cube à la tempe, ou 1 centimètre cube à l'épaule.

Paralysie musculaire hypertrophique.

Les injections d'*arséniate de strychnine* trouvent, en pareil cas, une indication formelle.

On débutera par injecter 1 centimètre cube le matin, au réveil, puis, progressivement, en surveillant les effets; on augmentera la dose, de façon à arriver jusqu'à 2 centimètres cubes.

Paralysie du nerf optique.

GALEZOWSKI et DESPAGNET recommandent les injections de *cyanure d'or*, que l'affection soit d'origine syphilitique ou non :

Cyanure d'or et de potassium...........	1 gr.
Véhicule stérilisé......................	100 —

Dose : 1 cent. cube.

Paraplégie.

Dans la *paraplégie*, de même que dans la *paralysie musculaire*, on se trouvera bien des injections d'*arséniate de strychnine*, et aux mêmes doses que pour cette dernière affection.

Pemphigus.

Lactate de quinine et *antipyrine*, 2 centimètres cubes, à répéter matin et soir, s'il est besoin.

L'*arsénite de potasse*, 1 centimètre cube, à continuer chaque matin.

Péritonite puerpérale.

Morphine, 1 à 3 seringues de 1 centimètre cube, dans les 24 heures.

2 centimètres cubes de *lactate de quinine et antipyrine*, à répéter deux fois dans la journée, si le besoin s'en fait sentir.

Pharyngo-laryngite.

Alexander et quelques autres ont eu à se louer des injections d'*huile camphrée*, 1 à 2 centimètres cubes chaque jour.

Roussel fait alterner les injections camphrées avec les injections de *phéneucalyptol*. Parfois aussi il emploie le *menthol*.

Phtisie pulmonaire.

1° Diagnostic précoce de la tuberculose.

D'après Oct. Sirot, de Beaune.

1° Le sérum artificiel, qu'il ait pour formule :

Chlorure de sodium	5	gr.
Sulfate de soude	10	—
Eau distillée	1000	—

ou

Chlorure de sodium	6	gr.
Sulfate de soude	10	—
Sulfate de magnésie	2	—
Eau distillée	1000	—

sert à déceler la tuberculose chez l'homme.

2° Pour les adolescents ou les adultes, la dose à injecter est de 20 centimètres cubes, sous la peau de l'abdomen, un peu à droite et au-dessous de l'ombilic.

3° Chez les individus indemnes de tuberculose, il n'y a pas de réaction fébrile dans les neuf heures qui suivent l'injection.

4° Chez les individus apyrétiques, en possession de tuberculose, il se fait, dans les neuf heures qui suivent l'injection, une réaction fébrile.

5° Toute température inférieure à 38° ne doit pas être considérée comme réactive.

6° La température doit être prise avant l'injection et trois, six, neuf heures après.

7° S'il y a réaction fébrile, la température redevient, vingt-quatre heures après, ce qu'elle était avant et s'y maintient. L'injection demeure donc inoffensive.

8° Il faut avoir soin, avant l'injection, de prendre, pendant plusieurs jours, la température du matin et du soir, afin de bien s'assurer qu'il n'y a pas chez l'individu de fièvre matutinale ou vespérale. Il faut également ne pas oublier de vérifier la justesse du thermomètre (1).

(1) O. Sirot, *Journal de Médecine de Paris*.

2° Traitement de la phtisie pulmonaire.

I. — Fièvre des phtisiques.

Pour combattre la fièvre, chez les phtisiques, bien que la *quinine* ait été préconisée par les maîtres les plus autorisés, nous pensons, avec Roussel, qu'elle est inefficace, sinon dangereuse.

L'*arséniate de strychnine*, que Roussel recommande avec énergie, a, en ce cas, une valeur thérapeutique considérable.

L'*arséniate de strychnine* agit comme tonique général, comme eupeptique, comme purificateur du sang et restaurateur de la vitalité.

Chaque jour, Roussel fait une injection de 1 centimètre cube; puis, peu à peu, il augmente la dose et arrive, en un temps relativement court, à injecter 2 centimètres cubes.

A l'injection de *strychnine*, il joint, tous les deux jours d'abord, tous les trois ou quatre jours plus tard, une injection de 1 centimètre cube de *spartéine*.

D'autres fois, suivant les cas, il fait alterner la *spartéine* d'un jour à l'autre avec la *strychnine*.

La *spartéine*, dit-il, restaure la vitalité du muscle cardiaque et en régularise les mouvements. Cette injection est inoffensive; quelques minutes après, le pouls change de caractère, la fréquence diminue de 20 à 30 pulsations au-dessous du chiffre auquel la fièvre les avait portées; elles deviennent plus fortes, plus amples, et admirablement régulières. Bientôt le malade s'endort, non pas que la *spartéine* soit un narcotique, mais parce qu'elle procure un grand bien-être cardiaque et respiratoire.

La *strychnine*, la *spartéine* et la *caféine* doivent être les seuls médicaments auxquels on aura recours pour combattre la fièvre des phtisiques.

Le *camphre* rendra, cependant, aussi de grands services (LADENSDESF, HOCHALT).

II. — SUEURS PROFUSES DES PHTISIQUES.

L'*ergotinine*, l'*atropine*, la *spartéine*, le *camphre* ont été préconisés, les uns par ROUSSEL qui insiste sur l'emploi de la *spartéine* et du *camphre;* les autres par NAIRNE, ALEXANDER.

Ce dernier insiste sur l'emploi des injections de camphre dans le traitement de la phtisie à la période de ramollissement avec cavernes, sueurs nocturnes, fièvre hectique.

Les résultats obtenus par lui confirment ceux signalés par ROUSSEL, en France depuis 1884.

SEIFERT emploie l'*agaricine :*

Agaricine........................	0 gr. 05
Alcool absolu........................	4 — 50
Glycérine........................	5 — 50

de 1 à 4 centimètres cubes.

III. — HÉMOPTYSIES.

Un grand nombre de praticiens recourent à l'*ergotinine*, d'autres à l'*hydrastinine;* certainement ce sont là de bonnes médications si on ne considère que l'effet immédiat.

ROUSSEL, DELACROIX, BOISSON, DELINEAU et bien d'autres ne pensent pas que l'hémoptysie des phtisiques soit justiciable de telles préparations.

ROUSSEL dit rencontrer dans le *fer injectable* (*chlorure double de fer et de quinine*), dans le *salicylate de fer*, dans le *phosphate*, dans le *phosphore*, des médications héroïques, qui, en même temps qu'elles combattent la débilité des phtisiques, triomphent des hémoptysies.

« Le *fer* est, selon moi, dit ROUSSEL, le véritable agent hémostatique ; il agit spécialement contre les phénomènes des dyscrasies sanguines, aussi bien dans la métrorrhagie que dans l'aménorrhée, plus fréquente chez les phtisiques.

« Administrer une seringue pleine à répéter deux ou trois fois dans la journée pendant l'hémoptysie et à appliquer deux ou trois fois, par semaine, contre la chloroanémie » (ROUSSEL.)

3° Régime des phtisiques.

ROUSSEL insiste, en outre, d'une façon toute particulière sur le *régime*.

Sa première préoccupation est de délivrer l'estomac de toute drogue pharmaceutique.

Aucun remède avalé, digéré, n'arrive aux poumons ; tous offensent le tube digestif et nuisent à l'alimentation.

S'il ne peut se nourrir, le phtisique ne peut s'améliorer.

Pas d'aliments artificiels, de boissons composées, ni de peptones, pepsines, diastases, poudres de viande, vins médicinaux, etc., qui achèvent de ruiner l'appétit, diminué déjà par les remèdes inutiles.

Quitter la mauvaise coutume des deux seuls grands repas compliqués, abondants, qui sont si souvent vomis, non digérés, ou suivis de diarrhées.

A partir de 7 heures du matin, prendre très régulièrement, chaque deux heures, une petite partie des aliments qui plaisent, quelconques, à peu près dans l'ordre suivant :

A 7 heures. — Grand bol de panade, semoule, tapioca, arrow-root, sagou, etc., préparé au lait ou au bouillon.

A 9 heures. — Œuf à la coque ou sardine, jambon, etc., avec tartine de pain grillé, couverte de beurre et de gros sel. Un biscuit anglais, avec un verre de lait froid, salé ou de petit lait, ou coupé d'eau ferrugineuse des Huchers, d'Orezza, d'Evian, ou de la Reine du Fer.

A 11 heures. — Côtelette ou bifteack ou quart de poulet, viande froide, poisson, crevettes, coquillages, pain beurré salé, un verre de bière brune ou encore 50 grammes de viande crue râpée, délayée dans un verre d'eau froide additionnée de bon cognac et de citron. Une petite tasse de café noir léger, de thé ou d'infusion de feuilles d'eucalyptus.

A 2 heures. — Un œuf dur avec beaucoup de gros sel, un fruit de saison, bien mûr, une orange, une confiture, un verre de lait avec biscuit anglais.

A 4 heures. — Une sardine avec son huile sur du pain salé, un petit poisson fumé, du hareng saur ou mariné, une sandwich, un verre d'eau minérale, une infusion.

A 6 heures. — Au repas de famille, un potage, quelques légumes, un fruit, un verre de bière brune.

A 9 heures. — En se couchant, une tasse d'infusion chaude d'eucalyptus, ou du lait avec un biscuit.

Entre les repas. — Inhalations de vapeurs sèches d'essence d'eucalyptus. Quelques morceaux de pâte verte d'eucalyptus de Papillaud. Quelques gorgées d'eau camphrée pour l'antisepsie intestinale.

Pas de vin pur, qui fait tousser ou vomir; noyé d'eau, il n'a ni goût ni valeur.

Lui préférer la bière brune, l'eau simple ou ferrugineuse avec un peu de cognac, de rhum, de whisky, ou un peu de champagne frappé.

Pas de sucre ou très peu, il cause une fermentation acide dans les estomacs irrités.

En résumé, il doit toujours y avoir à la cuisine, en permanence, quelque chose d'appétissant, de varié à offrir.

Insister pour que la ration soit avalée tout entière, même sans appétit; celui-ci ne tardera pas à se réveiller;

alors on se contentera d'augmenter un peu les portions, sans en donner deux à la fois et sans rapprocher les heures.

Pendant la nuit, à chaque fois qu'il se réveille, ou régulièrement à chaque heure, s'il y a insomnie, le malade doit prendre une petite tasse de chocolat, maintenu tiède sur la veilleuse, ou mieux du cacao gras de son beurre naturel, sans sucre. — Chaque tasse calme la gorge, arrête la toux et amène le sommeil. — Un grand litre de cacao de quatre tablettes, au lait ou à l'eau, pris dans la nuit, se digère admirablement, sa légère amertume prépare l'appétit pour le matin.

Ces menus, qui semblent extravagants, sont cependant ceux qu'absorbent facilement un grand nombre de malades, qui dépérissaient d'inanition, avant d'accepter ce régime.

Cette alimentation fractionnée, intensive, mais simple, est, après les premiers jours d'étonnement, facilement digérée par l'estomac délivré des souffrances que lui imposaient les substances irritantes de la thérapeutique ordinaire.

Aussi les malades regagnent-ils vite les forces et l'embonpoint perdus ; ils n'ont ni diarrhée, ni vomissement, ni fièvre, ni lipothymie ; leur teint se colore et perd le facies gris terreux de la cachexie.

Le phtisique doit, en outre, vivre le plus constamment possible au soleil et en plein air ; il faut tenir progressivement les fenêtres ouvertes, même la nuit. Un store de mousseline violette, tendu, remplacera le vitrage.

S'il pleut, un feu clair, dans la cheminée —, pas de poêle.

L'hiver, si le froid est par trop vif, on fermera les fenêtres, mais le plus tard possible. Il faut de l'air pur, et beaucoup, pour conserver la vitalité.

Le lit sans rideaux, au milieu d'une chambre vaste, exposée au levant autant que possible, car les premiers rayons de soleil réveillent favorablement l'organisme, la fraîcheur pure de l'air inspiré tonifie et préserve des sueurs morbides et débilitantes matinales.

Sur le lit, des linges de coton, une ou deux couvertures de laine douce, poilue, dite mérinos ou poil de chameau; en été, sur le drap, un simple tricot de laine mohair; un oreiller de crin ou de fougère. Pas de plume sous la tête, pas d'édredon.

Le corps enveloppé d'une grande et large chemise d'étoffe de laine. Au cou, un léger foulard de soie. Tête nue, cheveux courts.

Sur la table de nuit, un évaporateur à essence sèche d'eucalyptus, pour purifier les bronches, les fosses nasales, l'atmosphère.

Nous connaissons des malades qui, depuis cinq, six et huit ans, avec un poumon perforé et l'autre atteint, travaillent ou circulent dans la rue, lentement mais longtemps, hauts en couleur et la tête droite; nul médecin ne les croirait malades s'il ne les auscultait, ou n'assistait à l'une de leurs rares quintes de toux.

C'est l'antisepsie générale qui, délivrant tous les organes des leucomaïnes, ptomaïnes, vibrions, ferments et résidus septiques, permet l'absorption, la digestion et l'assimilation fructueuses des aliments surabondants. Les malades mangent, donc ils vivent, et leur organisme se soutient, vigoureux, en attendant que l'antisepsie pulmonaire ait eu le temps d'impressionner, progressivement, chaque particule des poumons atteints, d'enrayer la pullulation des microbes, de comburer et d'expulser les produits tuberculeux, de stériliser le terrain, jusqu'à la complète extinction du dernier bacille.

Il serait cruel de réussir à faire manger et vivre les phtisiques, si l'on ne parvenait pas à les désinfecter.

Redisons une fois encore avec Dujardin-Beaumetz : *La phtisie est curable, cela est un fait indéniable, et l'on peut dire même qu'elle est curable à toutes ses périodes. Cela est basé d'une façon indiscutable sur les observations cliniques et même sur les constatations nécroscopiques.*

4° Médication pulmonaire aseptique.

Ici, nous nous trouvons en face d'une pharmacopée volumineuse. Nous ne pouvons pas indiquer toutes les préparations préconisées, toutes les méthodes enseignées, tous les médicaments qui guérissent. Encore, faut-il remarquer que la majeure partie de ces médications portent une estampille quasi-officielle, souvent presque académique, qui donne à chacune d'elles une valeur que, malheureusement, l'expérience de chaque jour nous force de déclarer très discutable.

De tous ces médicaments, celui qui tient la tête est incontestablement l'*eucalyptol*, dont, le premier, ROUSSEL mit au jour toute la valeur. C'est le seul médicament qui résiste aujourd'hui, soit qu'on consente à l'employer seul, et ceux-là sont rares, soit qu'on ne le mette en usage qu'après l'avoir démarqué, ou maquillé, en l'associant à quelques dérivés des goudrons, au gaïacol, à la créosote, etc.

ROUSSEL et ses adeptes continuent à injecter l'*eucalyptol.*

Au début, chaque matin, le malade reçoit 1 centimètre cube d'*eucalyptol;* on porte peu à peu la dose à deux centimètres cubes.

Parlant de l'eucalyptol, MAURANGE dit :

« La douleur est médiocre pendant l'injection, mais elle augmente pendant les heures qui suivent, pour avoir son maximum environ six heures après la piqûre. »

Avec une mauvaise préparation peut-être, mais si la préparation est bien faite, il n'y a de douleur ni pendant, ni après l'injection.

On y joindra l'emploi des produits de l'*eucalyptus* sous toutes les formes : *vaporisations sèches d'essence d'eucalyptus, infusions de feuilles saines et bien choisies, pâte verte Papillaud à l'eucalyptus.*

Après le premier mois de traitement, ROUSSEL laisse le malade se reposer une huitaine de jours, il suspend les injections d'eucalyptol, mais il continue les vaporisations.

La fièvre à ce moment-là, dit ROUSSEL, le plus souvent, a cessé, et cela permet de supprimer les injections de *spartéine*.

Après huit jours de repos, il fait recommencer les injections d'*eucalyptol* et d'*arséniate de strychnine*.

A l'*eucalyptol* cependant, il substitue, souvent, le *phéneucalyptol*, qu'il fait parfois alterner avec le *thymol* et le *menthol*. Ainsi il évite l'accoutumance, tout en continuant l'asepsie du poumon, et en retirant de bons effets de l'action eupeptique bienfaisante et si palpable, exercée soit par le *thymol*, soit par le *menthol*.

L'effet du *menthol* (BROOKHOUSE l'a constaté ainsi que HOCHHALT) est très appréciable ; son effluve parfume et rafraîchit la bouche, il rend la respiration plus profonde et la voix plus sonore.

Le fer et les phosphates ont un effet névrosthénique presque immédiat ; le malade se sent revivre, sous l'influence de ce traitement, il se sent plus solide et reprend espoir et confiance.

Il sera bon de faire, de temps en temps, alterner l'*arséniate de strychnine* avec le *fer* et le *phosphate*.

MAURANGE prescrit la *spartéine* et l'*eucalyptol* dans la formule suivante :

Sulfate de spartéine..........	20 à 40 centigr.
Eucalyptol....................	25 grammes.
Huile stérilisée..... Q. S. pour	100 cent. c.

Il injecte de 10 à 20 centimètres cubes. C'est le mode de traitement indiqué par ROUSSEL et légèrement modifié par MAURANGE, pour se l'approprier. Celui-ci, comme Roussel, fait ressortir les avantages qu'on retire de l'*eucalyptol* et de la *spartéine*.

Voici, résumée aussi succinctement que possible, la méthode qui vaut à Roussel, de Genève, de si brillants résultats.

Maintenant nous allons passer en revue les différents médicaments qui, associés à l'eucalyptol, ou employés plus rarement seuls, ont été préconisés partout et par tous.

D'abord, le *camphre*.

Nous avons vu que Roussel avait le camphre en haute estime. Souvent même il fait boire à ses malades, après chaque repas, un verre à Bordeaux d'hydrolat de camphre.

Huchard, Alexander et quelques autres recommandent les injections de camphre, lesquelles, disent-ils avec Roussel, tonifient l'état général, suppriment les sueurs, abaissent la température, améliorent les troubles digestifs.

Alexander associe le *camphre* au *gaïacol* :

Camphre..........................	20 gr.
Gaïacol..........................	5 —
Huile stérilisée........... Q. S. pour	100 c. c.

L'*acide phénique*, conseillé par Léon Petit, Dujardin-Beaumetz, Déclat, etc., trouve aussi, au nombre de ses partisans, et des plus fervents, Roussel, qui l'emploie sous forme de *phéneucalyptol*, c'est-à-dire en l'associant à l'*eucalyptol*.

L'acide phénique perd entièrement sa causticité par sa solution dans l'eucalyptol et dans l'huile. Il est alors si bien toléré par les tissus et par l'organisme entier, que la solution de Roussel à 10 0/0 est injectable sans douleur, sans lésion locale. « J'administre, dit Roussel, le *phéneucalyptol* aux phtisiques, dans la troisième riode ou période d'infection du corps entier par les produits microbiens. »

L'*iodoforme* a été vanté par quelques praticiens, et il faut bien dire que si l'on a obtenu, parfois, quelques résultats satisfaisants, il est sage de les attribuer à l'*eucalyptol*, auquel on l'associe généralement.

Eucalyptol iodoformé :

Eucalyptol		20 gr.
Iodoforme		5 —
Huile stérilisée	Q. S. pour	100 c. c.

Chaque centimètre cube contient donc 20 centigrammes d'eucalyptol et 5 centigrammes d'iodoforme.

D'autres, mettant leur espoir en un mélange plus complexe, prescrivent :

Eucalyptol		20 gr.
Gaïacol		5 —
Iodoforme		5 —
Huile stérilisée	Q. S. pour	100 cent. c.

Habert regarde l'*eucalyptol* et l'*iodoforme* comme pendant de très grands services dans le traitement des affections du poumon et des bronches.

Toutes ces préparations ne valent que par l'eucalyptol qu'elles contiennent et il ne faut pas oublier, en effet, que si l'iodoforme jouit de propriétés antiseptiques incontestables, son action antituberculeuse est loin d'être prouvée; qu'elle est, au contraire, très contestée.

Rovsing, de Copenhague, a montré, en effet, en donnant à des animaux la tuberculose expérimentale par inoculation intra-oculaire, que la marche de la maladie n'était nullement entravée par le mélange, avec la matière inoculée, d'une quantité considérable d'iodoforme (Dujardin-Beaumetz).

Burlureaux (1) a mis en faveur les injections massives de *créosote*. Voici la formule :

Créosote...........................	10 gr.
Huile d'olive stérilisée................	150 —

Il faut absorber sous la peau jusqu'à 150 et même 200 grammes dans les 24 heures, en injectant très lentement 20 grammes par heure, au moyen d'un appareil spécial.

Cette méthode peu pratique, en réalité, très fatigante pour le malade, est loin d'offrir des avantages qui puissent, malgré ses inconvénients, la faire préférer aux injections raisonnées d'eucalyptol ; elle n'est pas toujours dénuée de dangers.

Houbotte donne la formule :

Créosote.....................	4 gr.
Huile d'amandes douces........	4 —
Vaseline liquide...............	2 —
Iodoforme....................	0 — 50 cent.

Il injecte, tous les deux jours, plein une seringue de Pravaz dans le tissu sous-cutané dorsal.

L'auteur reconnaît que l'injection est suivie d'une *douleur intense, qui dure environ deux heures.*

Frey se sert de :

Huile d'olive stérilisée................	15 gr.
Créosote...........................	1 —

Chaque jour, il injecte 3 seringues de cette solution.

Pourquoi employer une dose si faible, en admettant qu'on emploie la créosote, et fatiguer le malade par des

(1) Burlureaux, *La pratique de l'antisepsie dans les maladies contagieuses, et en particulier dans la tuberculose.* Paris, 1892.

injections répétées, quand une dose plus forte, en une seule fois, ferait aussi bien?

Dujardin-Beaumetz faisait injecter 15 grammes, d'un seul coup, de :

Créosote pure de hêtre................	10 gr.
Huile stérilisée........................	140 —

Pourquoi, maintenant, une injection si massive?

Picot, de Bordeaux, substitue à la créosote le *gaïacol* et il lui adjoint l'*iodoforme* :

Gaïacol..........................	5 gr.
Iodoforme.......................	1 —
Huile stérilisée	aa. Q. S. pour
Vaseline liquide...................	100 cent. c.

Pourquoi, encore, l'inassimilable vaseline?

Spituri a étudié l'action des différents remèdes sur les produits chimiques stérilisés du bacille de Koch. Or, de ces expériences, il résulte qu'il n'y a pas de différence constante, quant à la survie et aux lésions anatomiques, entre les animaux inoculés avec les toxines toutes seules ou avec les toxines additionnées d'iodoforme ou de gaïacol ; ces substances ne retardent donc pas l'issue fatale pour les animaux inoculés, qu'on les injecte séparément ou mélangées avec les toxines, qu'on les mélange même, avec ces dernières, assez longtemps avant l'injection.

Quant à leur administration par la bouche, l'auteur est d'avis que l'*iodoforme* et le *gaïacol* sont *plutôt nuisibles qu'utiles*, à cause des *troubles digestifs inséparables* de leur absorption.

Gimbert, de Cannes, lui aussi, emploie les injections de créosote, à peu près dans les mêmes conditions que Burlureaux.

Avec Besniée, nous croyons qu'on a généralement renoncé, aujourd'hui, aux hautes doses de créosote qui, suivant l'avis d'un des propagateurs de la méthode, « sont d'un maniement des plus difficiles, et qui offrent des degrés de tolérance aussi nombreux que variables chez le même individu ».

Chéron prétend que les injections de sérum artificiel, d'après sa formule, sont suffisantes à combattre la tuberculose.

Le *salol* a été prôné par Grossi, Delacroix et quelques autres; Roussel, qui l'a employé sur les instances de Delacroix et d'après la formule publiée ci-dessous, déclare que c'est un bon médicament qui, conjointement avec l'eucalyptol, agit bien et mérite d'avoir une place marquée dans la thérapeutique de la phtisie pulmonaire :

Salol............................	25 gr.
Eucalyptol........................	20 —
Huile stérilisée............ Q. S. pour	100 c. c.

Le salol s'emploie aux mêmes doses que l'eucalyptol.

Sobernheim vante les bons effets de l'*hélénine*. L'action thérapeutique de l'hélénine porte, dit-il, d'une manière toute spéciale, sur la muqueuse respiratoire; Gubler, de son côté, dit qu'elle constitue un tonique aromatique pouvant devenir expectorant, diurétique et diaphorétique.

Valenzuela, de Kérate, Blocq ont publié des résultats, qu'ils qualifient de presque miraculeux, de l'emploi de l'hélénine dans les maladies respiratoires.

Hélénine............................	1 gr.
Eucalyptol........................	20 —
Huile stérilisée............ Q. S. pour	100 c. c.

L'administration de l'hélénine est toujours suivie de

rémission dans la toux, la dyspnée et les douleurs thoraciques.

NADAUD a recours à l'*aristol.*

Aristol pur................	10, 15 ou 20 gr.
Huile stérilisée....Q.S.pour	100 cent. c.

Dose quotidienne : 1 à 2 centimètres cubes.

Les injections produisent une légère induration, mais de peu de durée.

A. ROUSSEL, de Paris, a employé aussi l'aristol.

Comme *effets immédiats* après l'injection : pas d'accidents locaux, pas de douleur, légère induration sous-cutanée, absence de réaction.

Comme *résultats prochains ou éloignés :* absence de modifications du mouvement fébrile, engraissement, relèvement de l'appétit, moindres que sous l'influence de la créosote ; par contre, récupération des forces, temps d'arrêts et retard dans l'évolution des lésions. Quant aux modifications de l'état local, il faudrait une observation continue pendant bien des années, pour en affirmer l'existence.

ROUSSEL, de Saint-Étienne, et MATHIAN ont employé l'*aristol* à l'Hôtel-Dieu de Saint-Étienne ; sur 12 cas traités : 2 décès, 4 améliorations sérieuses, 6 améliorations se traduisant par l'état stationnaire des lésions pulmonaires, tel est le résultat qu'ils ont publié.

Sur la foi des résultats annoncés, ROUSSEL, de Genève, a associé l'aristol à l'eucalyptol, mais il avoue n'avoir point eu de résultats plus prompts ni meilleurs qu'en employant l'eucalyptol seul.

MOTY a employé l'*eugénol :*

Eugénol..........................	20 gr.
Huile d'amandes douces............	100 —

Il administre 1/2 à 3/4 de centimètre cube dans la tuberculose et aussi dans le lupus.

LUTON, de Reims, emploie les injections sous-cutanées de sels de cuivre :

Eau stérilisée....................	100 gr.
Tartrate double de cuivre et de soude........................	1 —

C'est là une modification de la formule de Luton, publiée par HARNACK, car LUTON se servait de deux solutions, l'une de *phosphate de soude* tribasique, et l'autre d'*acétate neutre de cuivre*. Les ayant mélangées, il les filtrait et recueillait sur le filtre un précipité abondant, qui était mélangé à la glycérine. Il obtenait ainsi un liquide dans lequel le sel de cuivre était plutôt à l'état de suspension que réellement dissous.

LUTON déclarait qu'à la suite d'une seule injection il se manifestait une *réaction douloureuse violente d'une durée de 4 jours, à 40 degrés*. Il considérait ces phénomènes comme inséparables de l'efficacité du remède.

Les injections de tartrate double de HARNAK sont indolores.

On obtient à l'aide de ces injections la suspension prolongée des phénomènes aigus dans les formes hectiques et galopantes. L'engraissement rapide est le symptôme le plus habituel et le plus prompt. L'expectoration se tarit et la perméabilité du champ respiratoire se rétablit promptement dans les tuberculoses pulmonaires au 1er degré.

Le *cantharidate de potasse* et la *cantharidine*, préconisés par LIEBRICH, FRANKEL, HEYMANN, THOMAS, HERYNG, SAALFIELS, LANTGRAFF, LUBLINSKI, CARTER, FERBENNINI, ROSENBACH, ont été ensuite expérimentés par SOLTAN, FENWINCK et WELSFORD, avec des succès divers.

Ces derniers concluent à :

1° Aucun effet thérapeutique dans la tuberculose pulmonaire.

2° A la dose de 2 milligrammes, cette médication provoque de l'albuminurie, des douleurs rénales, de l'hématurie et de la strangurie.

Nous donnons quand même les formules employées:

Cantharidate de soude............	1 centig.
Eau distillée............ Q. S. pour	100 cent. c.

1 à 3 seringues, d'après LIEBRICH.

Cantharidine......................	10 centigr.
Chloroforme......................	10 gr.
Huile stérilisée......... Q. S. pour	100 cent. c.

De 1 à 3 seringues.

HENNIG a donné au *cantharidate de soude*, additionné de 1 o/o de *chlorhydrate de cocaïne*, le nom de *cantharidate de cocaïne* et il l'a substitué aux formules précédentes ; il se sert de deux solutions. La première contient 16 centigrammes, la seconde 30 centigrammes pour 100 d'eau chloroformée. Il injecte 2 cent. c. de la première et 1 c. c. de la seconde.

SÉJOURNET, de Revin, a publié plusieurs cas remarquables d'amélioration obtenue par lui, chez des phtisiques, à l'aide d'injections hypodermiques d'huile stérilisée chargée de 0,5 o/o de *sulfure d'allyle*. Il injecte d'abord tous les jours 1 centimètre cube, puis 2 centimètres cubes de la solution. Après quelques jours de traitement, la fréquence du pouls et la température deviennent normales, les hémoptysies s'arrêtent, la dyspnée, la toux et l'expectoration diminuent, l'état général s'améliore, et les signes stéthoscopiques s'amendent.

Roussel, qui a expérimenté cette médication, en employant la formule :

Sulfure d'allyle...........................	1 gr.
Eucalyptol injectable Roussel.... Q. S.	pour 100 c. c.

et à la dose de 1 à 2 seringues par jour, fait le plus grand éloge de cette médication, et il se propose de publier sous peu une série d'observations. On nous a aussi cité, un cas d'emphysème pulmonaire considérablement amélioré par cette préparation.

Il y a déjà plus d'une année que Allegri, de Tivoli, a indiqué comme devant rendre de grands services dans la tuberculose pulmonaire les injections sous-cutanées de sulfure d'allyle iodoformé. L'auteur a en effet démontré que l'iodoforme se dissout à parties égales dans le sulfure d'allyle.

Cette préparation est très rapidement absorbée et aussi entièrement éliminée par le poumon, ce qui explique son action bienfaisante. Le seul inconvénient est l'odeur d'ail dont l'haleine est parfumée, et le goût prononcé dont se trouvent imprégnées les muqueuses de la bouche, mais ce sont des inconvénients de peu d'importance, si on les compare aux bienfaits que donne cette médication.

Sulfure d'allyle iodoformé (J. Mousnier).

Iodoforme...........................	5 grammes.
Sulfure d'allyle...........................	1 —
Eucalyptol injectable de Roussel... Q. S.	pour 100 c. c.

De une à deux seringues par jour.

Coronedi et Marchetti, professeurs à l'Institut des études supérieures de Florence, ont tout dernièrement préconisé les injections d'*huile iodée* et d'*huile iodo-gaïacolée.*

1o Huile stérilisée.....................	100 gr.
Iode pure en poudre impalpable.......	1 —

L'iode se dissout lentement dans l'huile, qui se colore en rouge foncé tout d'abord; mais cette coloration, par suite d'une combinaison de l'iode avec l'acide oléique, tourne rapidement au jaune orangé. Pour qu'elle soit injectable, l'huile iodée doit être sans action sur l'empois d'amidon.

2° Huile d'amandes douces éthérée........	100 gr.
Monochlorure d'iode................	25 —

Après distillation de l'éther, on a une solution jaune orange, qui contient environ 20 0/0 d'iode.

3° Huiles stérilisées......................	100 gr.
Iode pur en poudre..................	1 —
Gaïacol cristallisé....................	12 —
Camphre...........................	5 —

Les injections de ces divers produits seraient injectées sans inconvénients et sans la moindre réaction locale.

1 à 3 cent. cubes.

Enfin, Hare, professeur au Jefferson medical College de Philadelphie, combat la phtisie pulmonaire avancée par les injections de clous de girofle. Il obtient ainsi une diminution de la toux, de l'expectoration, des sueurs nocturnes et de la fièvre hectique.

Essence de girofles..................	10 gr.
Huile stérilisée............, Q. S. pour	100 c. c.

3 cent. cubes par jour.

L'injection serait, paraît-il, suivie d'une douleur assez vive.

5° Conduite à tenir en face d'une phtisie commençante.

Comme on le voit, ce ne sont pas les médicaments qui font défaut. Avons-nous même bien cité tout? En face d'une telle pharmacopée, il nous paraît bon de nous résumer et de tracer la conduite à tenir en face d'une *phtisie commençante.*

Si la situation de fortune du malade le permet, — et s'il est trop pauvre, l'assistance publique et le service d'hospitalisation devraient s'en charger, — on le sortira de la ville, pour le conduire sur le penchant d'un coteau ou, tout au moins, d'une colline élevée, en choisissant le versant exposé au midi ou au levant. Là, le malade passera son existence en pleine campagne. Il ira progressivement à des distances mesurées sur l'état du poumon ; s'arrêtera dès la moindre fatigue, dès que se montrera la sueur. Il portera un vêtement de laine tricotée, au travers des mailles duquel circule l'air.

S'il travaille d'esprit, qu'il le fasse sans efforts.

S'il fait du brouillard qu'il s'abstienne de la promenade quotidienne; s'il fait un beau froid vif et sec, qu'il sorte; mais qu'il prenne le soin de se couvrir la bouche et le nez d'un foulard de soie mince, tamisant l'air et l'empêchant d'arriver trop froid au poumon.

La nuit, qu'il ait une chambre à coucher bien aérée ; que les fenêtres en demeurent ouvertes, fermées simplement d'un store de mousseline, ou d'un rideau tendu. Le lit sera sans rideaux. Pas d'édredon, pas de plume non plus pour oreiller. Le corps sera enveloppé d'une large chemise de tricot de laine Jœger. Sur la table de nuit, un évaporateur à essence sèche d'eucalyptol pour purifier et ozoniser les bronches, les fosses nasales, l'atmosphère. Une veilleuse tenant chaud un grand bol de chocolat, que le malade boira en deux ou trois fois, s'il se réveille la nuit. Près du lit, le crachoir, qui, de même que le vase de nuit, sera rempli d'eau savonneuse obtenue au moyen du savon Lesour, afin de stériliser les expectorations et les excrétions.

Pour le régime, on suivra la règle des repas multiples et fréquents, indiquée par Roussel et que nous avons donnée p. 192.

Quant à la thérapeutique à suivre, elle est des plus simples.

Chaque matin, au lever et chaque soir au moment du coucher le malade se fera des lavages de la gorge et des fosses nasales, avec de l'eau camphrée ou de l'eau aseptique à l'eucalyptol et au salicylate de méthyle.

De même, au lever et au coucher, on fera entre les deux épaules et tout le long de la colonne vertébrale une friction vigoureuse d'abord au gant de crin, ensuite avec la paume de la main imbibée d'alcool d'eucalyptus.

Deux fois par jour, en mangeant, il prendra un verre à liqueur d'Elixir vital Quentin à l'extrait de noyer et phosphate de chaux. C'est la seule médication — qui est plutôt un aliment — qu'on administrera par la bouche.

On fera de l'antisepsie pulmonaire, en injectant le *phéneucalyptol* de un à cinq centimètres cubes chaque matin. La vapeur d'eucalyptol se dilate dans les poumons, elle les remplit, puis s'échappe par l'haleine. Tonique et astringente, cette vapeur aromatique contracte les ulcérations vasculaires, cicatrise les plaies hémoptoïques, tarit les expectorations purulentes. Elle apaise la fièvre et supprime rapidement les sueurs nocturnes.

L'acide phénique, qui, dissout dans l'eucalyptol et dans l'huile, perd sa causticité, — ce qui permet de l'injecter très facilement à des doses relativement fort élevées, — enraye l'infection des poumons et du corps entier par les produits.

On pourra, avec avantage, faire alterner, en les administrant, de deux jours l'un, les injections de *sulfure d'allyle* et celles de *phéneucalyptol*.

Ces injections eucalyptées étant faites le matin, le soir, au coucher, on fera un jour une injection d'*arséniate de strychnine* d'un centimètre cube, injection que l'on portera rapidement et graduellement à deux centimètres cubes; et, le lendemain, on injectera un centimètre cube de *spartéine* que, graduellement aussi, on portera jusqu'à deux.

Cette simple médication jointe aux mesures hygiéniques si bien édictées par Roussel amèneront rapidement dans l'état du malade une amélioration telle qu'il y a toujours à redouter de le voir abandonnner trop vite et traitement et régime.

En effet, en huit jours à peine, le malade s'accoutume aux piqûres, qu'il ne redoute plus, et ne sent à peu près pas, si elles sont bien opérées. Il s'habitue à avoir, dans la bouche, le goût apéritif et l'odeur agréable et rafraîchissante de l'eucalyptol. Déjà il se sent mieux, la sueur a diminué, l'appétit s'est réveillé, il dort mieux. Il apprend vite à se faire lui-même ses piqûres; ou un membre de la famille apprend rapidement à les faire.

L'intervention du médecin n'est plus dès lors nécessaire qu'une fois ou deux la semaine et même moins. Ainsi traité, le malade se verra débarrassé rapidement des bacilles de Koch qui encombraient ses crachats. Les crachats deviendront eux aussi plus rares; et nous pouvons affirmer qu'en se conformant à ces médications bien simples, le praticien aura la joie, neuf fois sur dix, de voir guérir toute phtisie commençante, à la période d'induration, d'infiltration et des premières hémoptysies.

Pleurésie aiguë.

Vaucaire indique la *pilocarpine*, de 1 à 2 centimètres cubes.

La *quinine*, aux mêmes doses, est aussi préconisée par quelques auteurs.

L'emploi de la *paraldéhyde*, pour soulager les points de côté, est en honneur auprès de quelques praticiens.

Coronedi et Marchetti combattent l'épanchement pleurétique par des injections intra-pleurales d'huile iodée, ou iodogaïacolée, d'après les formules publiées plus haut; à la dose de 3 cent. cubes environ.

Pleurésie purulente.

On se trouvera bien des injections d'*arséniate de strychnine* et de *phéneucalyptol.*

Pleurésie séreuse.

D'Auria et son collègue Fabozzi ont employé avec succès les injections iodo-iodurées dans la cavité de la plèvre, après évacuation de l'exsudat par ponction. Après avoir pratiqué la paracentèse, on laisse la canule en place et, à l'aide de cette canule, on injecte la solution suivante :

Teinture d'iode	8	gr.
Iodure de potassium	1	—
Eau stérilisée	200	—

Ce liquide est lancé dans la cavité pleurale, où on le maintient de 5 à 10 minutes, puis on le laisse écouler entièrement.

L'action modificative et bactéricide que cette solution exerce sur l'endothelium pleural empêche l'épanchement de se reproduire et la guérison s'effectue rapidement.

Pneumonie.

1 centimètre cube de *quinine injectable* de Roussel,

à répéter deux ou trois fois, s'il y a lieu, dans la journée.

1 centimètre cube de *phéneucalyptol*, le soir; le matin, 3 milligrammes d'*arséniate de strychnine*.

S'il y a adynamie marquée, recourir à 1 centimètre cube de *caféine*, une ou deux fois par jour.

Dans la pneumonie grippale, SANTA MARIA Y BUSTAMENTE, HALJÈS-BEY injectent 1 centigramme ou 2 de *pilocarpine*, de façon à provoquer une salivation abondante et de la sueur.

La *digitaline* est aussi à recommander.

Dans la pneumonie fibrineuse, PERCY MIDD recommande, pour combattre la paralysie cardiaque imminente, les injections de *caféine*, et VINDEVOGEL prescrit sa *solution vitale*.

G. REUSNER, médecin Russe, pour combattre les sueurs critiques de la pneumonie, sueurs qui coïncident en général avec un affaiblissement de l'action cardiaque susceptible de se transformer en collapsus graves, prescrit : la *caféine* et le *camphre*.

Dans les pneumonies alcooliques, le Dr BURNEFF conseille les injections de *strychnine*. Ce qui différencie, dit-il, les pneumonies alcooliques non traitées par la *strychnine* de celles dans lesquelles ce médicament a été donné, c'est la persistance du délire, l'agitation, l'anxiété, enfin les phénomènes ataxo-adynamiques graves, avec troubles cardiaques et faiblesse du pouls.

Dans les pneumonies graves, FOCHIER a recours aux injections d'essence de térébenthine, et il a trouvé quelques imitateurs, au nombre desquels GINGEOT.

Ces injections n'agissent que comme dérivatifs; elles ont pour but de provoquer des abcès artificiels, qui auraient une influence favorable sur l'issue de la maladie. On doit, à cette méthode, quelques cas heureux, mais il ne faut y avoir recours que dans les cas graves, car elle offre de sérieux inconvénients.

Basile Catana, médecin de l'hôpital de Bacesti, cite de nombreux cas de pneumonie traités heureusement par les injections sous-cutanées d'*eau salée.*

Les injections ont été appliquées avant le 8e jour de maladie, c'est-à-dire avant la crise naturelle de cette affection.

L'effet se manifeste promptement, par conséquent la crise commence immédiatement après l'injection, avant le 7e ou le 8e jour, comme cela arrive dans les pneumonies classiques.

Les petites quantités d'eau salée, les quantités fractionnées donnent de tout aussi bons résultats que les grandes quantités; les petites sont préférables pour des raisons cardiaques. L'auteur injecte de 250 à 500 cent. cubes.

Les injections d'eau salée constituent un traitement supérieur aux autres, capable de juguler la pneumonie, excepté les cas dans lesquels des complications sont par trop graves.

La convalescence est plus rapide et moins pénible.

Pneumopaludisme.

Dans le pneumopaludisme des pays chauds, Hamelin recommande l'*arsenic* et la *strychnine.*

La solution d'*arséniate de strychnine* trouve là une indication formelle.

Pollutions nocturnes.

Le *camphre* et l'*ergotinine* trouvent ici leur place.

Le premier peut être injecté à la dose de 2 centimètres cubes d'emblée.

Polynévrite puerpérale.

Eulenberg emploie contre les névrites périphériques

multiples, et notamment contre la polynévrite puerpérale, des injections phéniquées, d'après la formule suivante :

Chlorhydrate de morphine..........	10 centigr.
Acide phénique neigeux............	20 —
Eau distillée............. Q. S. pour	10 c. c.

Chaque fois on injecte 1 centimètre cube. Comme on le voit, chaque centimètre cube contient 1 centigramme de morphine et 2 centigrammes d'acide phénique.

L'injection est douloureuse.

Les injections se font successivement, en suivant le trajet des nerfs malades, et on opère de façon à ce que le liquide atteigne le tissu paranévritique.

Polyurie.

Huchard donne, le soir, une injection de 1 centigramme de *pilocarpine*.

Une injection de 20 centigrammes d'*ergotine* est aussi fort utile.

Pouls lent permanent.

S'il s'agit d'ischémie bulbaire, il faut avoir recours aux vasodilatateurs : la *trinitrine*, par exemple, à la dose de 1 ou 2 centimètres cubes.

Psoriasis.

Stocquart dit avoir obtenu de bons résultats des injections hypodermiques d'acide *chrysophanique*.

Acide chrysophanique (Stocquart).

Acide chrysophanique..............	2 centig.
Véhicule stérilisé........ Q. S. pour	100 cent. c.

Chaque centimètre cube contient 2 dixièmes de milligrammes, on injecte 1 à 2 centimètres cubes. Ce médicament demande à être manié avec la plus grande prudence ; le plus souvent il produit des abcès.

Psychiques (Affections).

accompagnées d'excitation et d'insomnie.

Laufeneauer, professeur à la Faculté de médecine de Budapest, et Ostermayer ont trouvé un calmant très actif, très manifeste, et un hypnotique puissant dans les injections de *duboisine.*

Duboisine injectable (J. Mousnier).

Sulfate de duboisine................	0 gr. 05
Véhicule stérilisé........ Q. S. pour	100 cent c.

Chaque seringue contient un demi-milligramme.

Dose : de 1 à 5 centimètres cubes.

Hay a obtenu des succès bien marqués à l'aide de la *paraldéhyde.*

Voy. *Aliénation mentale*, *Délire*, *Mentales* (*maladies*).

Ptosis.

Eulemburg prescrit un centimètre cube de *salicylate d'ésérine* d'après la formule :

Salicylate d'ésérine....................	0 gr. 50
Eau distillée............. Q. S. pour	100 c. c.

Purpura.

Injections d'*ergotine*, de *fer* et d'*arséniate de strychnine,* en les faisant alterner de jour en jour.

Le purpura est très rapidement et très heureusement influencé par cette médication.

Pustule maligne.

Hornsey Cusson recommande, dans le traitement de la pustule maligne, le *bichlorure de mercure.*

Bichlorure de mercure..................	1 gr.
Eau distillée..........................	1000 —

Faire des injections de 3 centimètres cubes, répétées 2 à 4 fois dans la journée, pendant 2 ou 3 jours. Dès la première injection, d'après l'auteur, les douleurs et les phénomènes inquiétants disparaîtraient.

Stoney, au lieu du bichlorure, emploie le *biiodure de mercure ;* le *modus operandi* est le même.

Rachitisme.

Roussel prescrit le *phosphore,* 1 centimètre cube chaque fois et pendant 5 jours.

Puis au phosphore, on substitue le *phosphate* ou le glycéro-phosphate de soude, 3 à 5 centimètres cubes.

L'*iode,* 1 centimètre cube, est aussi indiqué.

Rousseau W. Philippe recommande l'usage interne de l'*iodure d'arsenic.*

Nous pensons qu'il serait mieux de l'employer hypodermiquement, d'après la formule suivante :

Iodure d'arsenic...............	0 gr. 50 cent.
Véhicule stérilise.... Q. S. pour	100 c. c.

Injecter un cent. cube le matin ou le soir, en débutant, puis un cent. cube, matin et soir.

Rage.

Les injections de *tribromure d'allyle*, à hautes doses, 4 à 5 centimètres cubes.

La *paraldéhyde*, aussi à doses élevées.

Rétinite.

La *pilocarpine* permet d'obtenir la diminution de la tension intra-oculaire et la contraction de la pupille.

Rhumatisme aigu.

Antipyrine, 1 à 2 centimètres cubes.

Quinine injectable, 2 centimètres cubes d'emblée pour un adulte.

Roussel préfère la *paraldéhyde*, 1 centimètre cube à renouveler.

Baccelli a recours aux injections phéniquées.

Gillespie et Senator, comme Baccelli, font, au niveau de l'articulation, une injection d'acide phénique.

La *mixture anti-névralgique* et *calmante* de Mousnier est aussi un médicament d'une grande énergie.

Ewald dit avoir retiré grand bénéfice de la *caféine chloral*.

Le *salicylate de méthyle*, en applications externes, est venu prendre une grande place dans la thérapeutique des affections rhumatismales.

Aux applications externes ont été opposées les injections sous-cutanées qui ont donné des résultats beaucoup plus prompts encore :

Salicylate de méthyle pur.......	20 grammes
Huile stérilisée....... Q. S. pour	100 cent. cubes.

Dose : deux centimètres cubes d'emblée ; on peut renouveler deux et trois fois dans la journée.

Rhumatisme chronique.

Pour combattre les douleurs articulaires, Baccelli, de Rome, recommande les injections phéniquées.

Roussel donne la préférence à la *paraldéhyde*, et il emploie en même temps les injections de *lithine*.

La *daturine* se serait, dit-on, montrée particulièrement efficace ; mais il faut agir avec prudence. Si, après son administration, il survenait un peu d'assoupissement, de la lenteur du pouls, de la somnolence, administrer un peu de café noir, ou faire, si les accidents devenaient trop manifestes, une injection de *caféine*.

Unna prescrit l'*ichtyol*.

Bozzolo injecte, dans le traitement des affections rhumatismales, 2 à 3 centimètres cubes de la solution suivante :

Salol	1 gr.
Chloroforme	1 —
Huile d'amandes douces	8 —

Le *salicylate de méthyle*, employé comme il est dit plus haut, sera aussi d'un concours précieux.

Rhume simple aigu.

Franc Elvy assure que, pour faire avorter un refroidissement aigu, il suffit d'une injection sous-cutanée d'*atropine* et *morphine*, 1 centimètre cube dès le début de l'affection.

A peine quelques minutes après, la pituitaire devient sèche, l'irritation de la gorge cesse, tous les symptômes morbides disparaissent.

Saturnisme.

Pour combattre la douleur, *morphine* et *atropine*, 1 à 3 centimètres cubes par jour.

Scarlatine.

Quinine injectable, 1 à 2 centimètres cubes.
Phéneucalyptol, 1 centimètre cube.
Si collapsus, *caféine*.
Si anasarque, *pilocarpine*.

Sciatique.

Billroth, Eulenburg, Shapiro, Mérces, etc., conseillent l'acide *osmique*. Les résultats sont, paraît-il, indiscutables.

Mais, à cette médication excessivement douloureuse, Roussel oppose la *paraldéhyde*, de l'emploi de laquelle il a toujours retiré avantage, à la dose de 1 centimètre cube, répétée 2 ou 3 fois par jour.

Acide osmique...................	1 gr.
Véhicule stérilisé, Q. S. pour.....	100 cent. c.

Kühn cite plusieurs cas de sciatique traités de façon fort heureuse par les injections profondes *d'antipyrine*. Il fait l'injection, entre la tubérosité ischiatique et le grand trochanter, perpendiculairement dans le tissu cellulaire.

Antipyrine..........................	10 gr.
Eau distillée........................	10 —

Injecter un c. c. toutes les 24 heures. L'injection doit être poussée lentement. L'auteur cite plusieurs cas de sciatiques rebelles, qui, grâce à cette méthode, ont été guéries rapidement.

Michalkine a eu occasion de se convaincre des propriétés antinévralgiques puissantes de la *trinitrine*, particulièrement dans la sciatique, à la dose de 2 à 3 centimètres cubes.

En Amérique, Charles Lawrens a préconisé les injections de *trinitrine*, et elles y sont très en faveur.

La *quinine* injectable, 2 centimètres cubes en une seule fois, constitue une médication de tout premier ordre.

La *mixture anti-névralgique* de Mousnier est aussi d'un puissant secours.

Louis Masot (1) a rapporté les résultats heureux obtenus par lui et par le professeur Colleville de Reims à l'aide des injections sous-cutanées de *gaïacol chloroformé*. Leur formule est la suivante :

Chloroforme	17 gr. 80
Gaïacol	12 —

Conserver dans un endroit sec à l'abri de la lumière. On injecte de 15 à 60 gouttes. La dose la plus ordinaire est de 30 gouttes.

L'injection est douloureuse et sujette à produire des indurations peu graves.

Masot fait des injections intramusculaires et non des njections sous-cutanées.

Maurange a traité de cette façon et, avec un plein succès, 5 cas de sciatique rebelle; il est fort rare qu'après la cinquième injection la guérison ne soit pas obtenue.

Cependant, malgré les résultats fournis par cette médication, il faut peut-être être prudent en son appli-

(1) Masot, Thèse inaugurale.

cation, car MAURANGE cite un cas d'hématurie à la suite d'une injection; hématurie évidemment produite par le gaïacol.

G. MAURANGE cite un cas de névralgie sciatique demeurée rebelle à toutes les médications usitées, et guérie par les injections sous-cutanées de *chlorure d'or*, à la dose de 5 milligr. tous les jours.

EHRLICH se sert du *bleu de méthylène :*

Bleu de méthylène..................	2 gr.
Eau distillée............ Q. S. pour	100 cent. cubes.

MARINO oppose aux sciatiques congestives les injections hypodermiques d'*ergotine*.

Albert ROBIN dit le plus grand bien des injections de *glycérophosphates*.

Il formule ainsi :

Solution n° 1.

Glycérophosphate de soude.........	5 gr.
Eau distillée......................	20 —

Solution n° 2.

Glycérophosphate de chaux.........	4 gr.
— de magnésie.	4 —
— de potasse...	4 —
— de soude....	13 —
Véhicule stérilisé Q. S. pour.	100 c. cubes.

Chaque centimètre cube contient 25 centigrammes de glycérophosphates.

Il injecte de 1 à 4 centimètres cubes de l'une de ces solutions.

Sclérose en plaques.

La *picrotoxine* est une des meilleures médications à employer, pour faire disparaître le tremblement.

Scrofule.

Même traitement que pour le rachitisme.
Injections d'*iode*, de *chlorure d'or* (Roussel).

Sécrétion lactée.

On sait combien parfois il est difficile de tarir la sécrétion lactée, quand on se voit forcé d'interdire l'allaitement.

Les injections sous-cutanées *d'huile camphrée* ont été tentées, et les résultats obtenus déjà, sont des plus encourageants.

Spasmes musculaires.

Moretti emploie l'*atropine;* il débute par 1/4 de milligramme, puis, peu à peu, double et quadruple la dose.

Spasmes professionnels.

Benedikt, de Vienne, a trouvé que certains spasmes fonctionnels, accompagnés de douleurs nettement localisées, cèdent aux injections hypodermiques d'*acide phénique* pratiquées aux points douloureux.

Par ce moyen, il a guéri de son spasme une pianiste, chez laquelle un des tendons fléchisseurs de l'avant-bras était tuméfié et sensible à la pression, ainsi qu'un jeune homme, atteint depuis cinq ans de crampe des écrivains et qui présentait une tuméfaction douloureuse dans la région des articulations métacarpo-phalangiennes.

Sueurs des Phtisiques.

Voy. *Phtisie.*

Surmenage intellectuel.

Gaboriau distingue trois phases : la phase aiguë, la phase chronique, et enfin la phase chronique aiguë.

Pour combattre la fatigue aiguë, on donnera l'*arséniate* de *strychnine*, en débutant par trois milligrammes, pour arriver progressivement mais rapidement à six.

Dans la forme chronique, on fera alterner les injections de *phosphore* et d'*arséniate de strychnine;* on pourra après *quinze* jours remplacer le *phosphore* par le *glycérophosphate de soude* ou les *hypophosphites combinés.*

Hypophosphite de strychnine .	0 gr. 15	centigr.
— de magnésie...	0 — 30	—
— de quinine.....	0 — 30	—
— de potasse.....	0 — 30	—
— de soude......	0 — 30	—
— de chaux......	1 — 15	—

Véhicule stérilisé. Q. S. pour 100 cent. c.

Dose : deux centimètres cubes, matin et soir, pendant huit jours; puis on donnera quatre centimètres cubes, matin et soir.

Chaque centimètre cube contient : 25 milligrammes d'hypophosphites.

Syphilis.

Une longue discussion règne, depuis des années, entre les auteurs les plus autorisés, tant en France qu'à l'étranger, au sujet des injections sous-cutanées hydrargyriques, les uns, défenseurs acharnés des préparations insolubles, les autres, au contraire, accordant leur préférence aux seules solutions de sels solubles.

G. Richard d'Aulnay et Eudlitz (1) ont publié une technique des injections mercurielles de sels solubles et insolubles, qui est à consulter.

Roussel, de Genève, Smet, de Bruxelles, Cullingworth, Sigmund, Kroworzinski, Mandelbaum, Prochorow, Gélineau, Abadie, Jullien (2), Semmola, Martineau, de Amicis, Ragazzoni, et bien d'autres donnent leur préférence aux préparations solubles, et la plus en faveur est la solution de *cyanure de mercure*.

Cyanure de mercure injectable (Roussel).

Cyanure de mercure................ 1 gr.
Véhicule stérilisé.......... Q. S. pour 100 cent. c.

Chaque centimètre cube contient 1 centigramme de sel hydrargyrique.

3 injections de 1 centimètre cube, par semaine, pendant la première période d'apparition du chancre et aux époques où les poussées sur la muqueuse ou sur la peau se manifestent.

Une autre injection très recommandable est celle de *biiodure de mercure* à 1 0/0, en solution huileuse.

De Lavarenne a fait plus de deux mille injections avec l'huile au *biiodure de mercure*, et les résultats par lui obtenus l'engagent à réclamer pour cette préparation une place honorable parmi les médications intensives de la syphilis.

Le *bibromure de mercure* et le *salicylate de mercure* donnent encore des solutions injectables; mais

(1) Eudlitz, *Traitement hypodermique de la syphilis par les sels mercuriels*. Paris, 1893.

(2) Jullien, *Traité des maladies vénériennes*.

elles ne sont pas de longue conservation, ce qui les a fait abandonner.

. . . .

Bibromure de mercure (J. MOUSNIER).

Bibromure de mercure............		1 gr.
Véhicule stérilisé......	Q. S. pour	100 cent. c.

Salicylate de mercure (J. MOUSNIER).

Salicylate de mercure............		1 gr.
Véhicule stérilisé......	Q. S. pour	100 cent c.

A employer comme le *cyanure d'hydrargyre* de ROUSSEL.

D'autres injections de sels solubles ont été préconisées ; mais elles sont peu recommandables.

DELPÈCH et MARTINEAU ont utilisé, sous le nom de *peptonate de mercure* un mélange assez complexe et peu stable :

Peptone en poudre......................	9 gr.
Chlorure d'ammonium.................	9 —
Sublimé corrosif......................	6 —
Glycérine pure..........................	72 —
Eau distillée............................	24 —

Cette solution dite normale, filtrée, est étendue de 5 fois son poids d'eau distillée, elle renferme 1 centigramme de sublimé par *seringue de 1 gr. 20.*

Dose : une seringue par jour.

On a aussi employé les injections de *sublimé :*

Sublimé corrosif.......................	1 gr.
Chlorure de sodium..................	6 —
Eau stérilisée..........................	100 —

On injecte une seringue à la fois; ces injections sont douloureuses.

Solution de sublimé corrosif cocaïné :

Chlorhydrate de cocaïne............	0 gr. 50
Bichlorure de mercure...............	1 —
Chlorure de sodium pur............	3 — 75
Glycérine...........................	35 —
Eau stérilisée.......... Q. S. pour	100 cent. c.

Pesez d'abord la glycérine dans un flacon de 120 centimètres cubes environ. Dans un premier tube, contenant 10 centimètres cubes d'eau distillée stérilisée, faites dissoudre la cocaïne; dans un second tube, contenant la même quantité d'eau distillée, faites une solution avec le bichlorure de mercure et le chlorure de sodium; chauffez jusqu'à ébullition et versez dans la glycérine, en agitant vigoureusement, pour que le mélange soit parfait. Ensuite, ajoutez peu à peu, goutte à goutte, la solution de cocaïne, en agitant sans discontinuer. Enfin parfaites les 100 centimètres cubes avec de l'eau stérilisée.

Chéron vante les injections massives et intra-musculaires de *sérum artificiel bichloruré :*

Bichlorure d'hydrargyre.......	0 gr. 50 cent.
Chlorure de sodium............	2 —
Acide phénique neigeux........	2 —
Eau distillée..................	200 —

Il faut, dit-il, donner des injections à doses intensives et éloignées. On fera donc une injection tous les six ou huit jours. On injectera vingt centimètres cubes à la fois. Les injections seront faites dans la région rétrotrochantérienne.

Darier, de son côté, pratique depuis quatre ans déjà les injections abondantes et diluées de cyanure d'hydrargyre dans les syphilis oculaires graves, et il obtient par ce moyen des résultats rapides et très favorables, surtout chez les malades débilités.

Voici ce qu'il emploie :

Cyanure d'hydrargyre.........	0 gr. 10 cent.
Chlorure de sodium............	0 — 75 —
Eau distillée.....	100 —

Il injecte tous les deux jours, et quelquefois même tous les jours, cinq à dix cent. cubes de cette solution dans une des veines du pli du coude.

Liégeois, Levin, Hunter, Hebra ont employé aussi le *bichlorure de mercure* :

Sublimé corrosif...............	0 gr. 20 cent.
Glycérine......................	30 —
Eau distillée..................	70 —

Succinimide de mercure (Jullien).

Succinimide de mercure........	0 gr. 20 cent.
Eau stérilisée.................	100 —

On dit le plus grand bien de cette préparation, qui aurait une action rapide et marquée, à la dose de 1 centimètre cube, et malgré la faible quantité de sel mercurique, 2 milligrammes *contenus* en 1 gramme de liquide.

Arnaud recommande la même solution et injecte un gramme de la solution par jour.

Le *sozoiodolate de mercure* est réputé très actif; mais malheureusement il cause beaucoup de douleur locale ; la formule de Schimmer est :

Sozoiodolate de mercure.......	0 gr. 80 cent.
Iodure de potassium...........	1 — 40 —
Eau distillée..................	100 —

Faire chaque semaine 2 injections de 4 centigrammes; soit une 1/2 seringue de Pravaz. (Eudlitz.)

GALLOIS accorde toute confiance au *benzoate de mercure*, qu'ont employé STOUKOUWENKOW, BALZER, WIELANDER :

Benzoate de mercure...........	0 gr. 25 cent.
Chlorure de sodium...........	0 — 06 —
Eau distillée.................	30 —

RILLE et NEUMANN recommandent l'*hyposulfite double de potassium et de mercure*, prescrit aussi par DRESER et CAMERER.

Hyposulfite double de potassium et de mercure........................	25 à 30 cent.
Eau distillée......................	10 gr.

Injecter quotidiennement le contenu d'une seringue de Pravaz de cette solution.

MICELI remplace l'*hyposulfite double de potassium et de mercure* par l'*hyposulfite de soude* et *de mercure*; en somme, c'est la même médication.

NEUMANN emploie l'*asparaginate de mercure* à 1 ou 2 pour 100 dans l'eau distillée. Les injections ne sont pas douloureuses.

Les injections de sels insolubles ont un grand nombre de partisans, SCARENZIO, NEISSER, LE PILEUR, BARTHÉLEMY, THIBIERGE, WICKHAM, PORTALIER, etc.

SCARENZIO injecte de quinze jours en quinze jours un centimètre de la mixture suivante :

Calomel à la vapeur..................	1 gr.
Vaseline liquide.....................	10 —

On emploie aux mêmes doses :

Oxyde jaune de mercure.............	1 gr.
Huile de vaseline....................	10 —

NEISSER prescrit de son côté l'huile grise :

Mercure purifié........................	20 gr.
Teinture éthérée de benjoin............	5 —
Vaseline liquide.......................	40 —

Un dixième de seringue contient 5 centigrammes de mercure métallique ; injecter de 5 à 10 centigrammes.

Le *thymolacétate de mercure*, ou *thymolate de mercure s'emploie également :*

Thymolacétate de mercure..............	1 gr.
Vaseline liquide......................	11 —

Injecter une demi-seringue ou une seringue entière, c'est-à-dire 5 ou 10 centigrammes et recommencer tous les huit jours.

Dans les cas de cachexie syphilitique rebelles au traitement spécifique usuel, BLAKE WITHE se sert avec succès d'injections d'*iodure de manganèse* et de *chlorure d'or*.

La solution contient un mélange des deux sels en proportions telles qu'il injecte un milligramme de chaque, tous les deux jours.

De RENZ propose contre la syphilis et la scrofule les injections d'*iode*.

ROUVEYRON dit qu'on a laissé à tort tomber dans l'oubli le traitement de la syphilis, par l'*iode métallique;* les injections d'iode sont donc en effet, comme le dit DE RENZ, appelées à seconder de merveilleuse façon les effets du traitement hydrargyrique.

ROUSSEL et d'autres avec lui ont préconisé concurremment avec les injections d'hydrargyre les injections d'*or*.

Lalande (1) a préconisé une médication nouvelle et assez originale de la syphilis. Peut-être même l'originalité est-elle son principal mérite. Le médicament est obtenu par l'action prolongée du chlorure de sodium sur la kératine.

Or, qu'est-ce que la kératine? — Une espèce d'albumine coagulée ou modifiée qui est la substance même de la corne, des cheveux et des ongles.

Cette substance est abondante dans les cornes de veaux à l'état rudimentaire, en voie de formation. Lorsque le veau vient d'être abattu, on recueille ces cornes naissantes, on les pulvérise, et on les met en macération, en les additionnant de chlorure de sodium :

Poudre de corne	60 gr.
Chlorure de sodium	10 —
Eau distillée	1000 —

On laisse en contact pendant un mois, et en agitant chaque jour dans un milieu dont la température embiante se maintienne régulièrement de 25° à 30°; — on laisse ensuite en repos pendant quatre mois, à l'abri de la lumière; on décante à l'aide d'un siphon, on chauffe à une température de 90°, pendant une demi-heure, en vase clos, — on obtient un liquide jaune clair, limpide, à odeur *sui generis*, rappelant celle de la corne brûlée, ou l'odeur répandue dans l'atmosphère des forges où l'on ferre les chevaux. Pour le conserver, il faut le placer à l'abri de la lumière. Inutile de dire que la saveur en est salée.

Un litre contiendrait d'après l'analyse :

Gélatine	5 gr. 30 cent.
Phosphate de chaux	0 — 30 —
Sulfate de chaux	0 — 03 —
Sulfate de potassium	Des traces.
Chlorure de sodium	8 gr. 03 cent.

(1) *La Presse médicale.*

Ce liquide, dit Lalande, s'introduit dans l'organisme par voie hypodermique ; les injections sont de 1 à 3 centimètres cubes. Elles sont pratiquées de préférence au niveau de la fosse sous-épineuse ou à la région lombaire et répétées tous les huit jours, tous les deux jours, ou même tous les jours, suivant les cas. Leur technique ne comporte rien de spécial. L'asepsie doit être rigoureuse, mais l'*emploi des antiseptiques violents est à éviter* (1).

Les phénomènes qui se produisent à la suite de l'injection sont de deux sortes : 1° ceux qui suivent immédiatement la piqûre et qui sont des phénomènes de réaction ; 2° ceux qui se produisent lentement et progressivement et qui sont les effets curatifs.

1° *Effets de réaction.* — « Les premières injections sont suivies d'une douleur locale de quelques minutes, qui devient à peu près nulle dès la troisième piqûre. Le liquide est rapidement absorbé. Trois heures environ après l'injection, on constate une élévation de température ne dépassant pas quelques dixièmes de degré, un peu de somnolence et quelquefois un peu d'exagération de la diaphorèse. L'urine rendue dans la journée n'est pas augmentée en quantité : je n'y ai jamais trouvé d'albumine ; dans plusieurs cas, le taux de l'urée était légèrement supérieur à la normale.

« Tous les phénomènes que nous venons d'indiquer disparaissent rapidement, et le malade accuse constamment une sensation de bien-être toute particulière.

2° *Effets curatifs.* — « L'amélioration survient d'ordinaire dès la troisième injection, et les accidents reprennent dès lors progressivement. Les lésions muqueuses s'affaissent et se dessèchent. Pour les lésions cutanées, les syphilides érythémateuses et pupuleuses présentent,

(1) Nous sommes heureux de voir que Lalande, d'accord en cela avec Roussel, Boisson, etc., évite l'emploi des antiseptiques à outrance.

au bout de quelques jours, une teinte cuivrée et disparaissent ; les syphilides ulcéreuses se dessèchent et les croûtes, de moins en moins adhérentes, se détachent, en laissant une cicatrice souple et lisse. Le traitement local doit se borner à des lavages à l'eau bouillie ou à la solution boriquée, et, s'il y a lieu, à quelques cautérisations au nitrate d'argent des plaques hypertrophiques les plus développées.

« J'ai toujours obtenu la disparition complète des accidents, au bout d'un nombre d'injections variable, de dix à trente au maximum. Depuis la cessation du traitement, aucune poussée nouvelle ne s'est produite chez mes malades, dont l'observation pour quelques-unes se poursuit depuis deux ans ».

Tabès.

Pour conjurer les douleurs fulgurantes, une ou deux seringues de la *mixture calmante antinévralgique* de Mousnier.

Comme traitement tonique, on aura recours avec Winslow, Crocq, Ferrand, Ballet, aux injections de *sérums artificiels*.

Albert Robin préfère les injections de *glycérophosphates*.

Ballet, Boisson, Roussel, etc., ont recours aux injections d'*arséniate de strychnine*.

Tétanos.

Bacelli, de Rome, préconise les *injections phéniquées*, qui lui ont valu quelques succès. Il injecte 1 à 2 centimètres cubes d'une solution à 1 centigramme par centimètre cube, toutes les deux heures.

Le *phéneucalyptol* de Roussel, qui permet d'injecter

sans inconvénient 10 et même 20 centigrammes, à la fois, si l'on veut administrer 2 centimètres cubes d'emblée, permet d'agir plus rapidement et de moins fatiguer le malade, en le remuant moins souvent.

Cervellini, Francisco, Perroni, Carlo, Ochenowschy recommandent l'*acide phénique*.

La *paraldéhyde* à hautes doses, le *tribomure d'allyle* méritent d'être essayés et on est en droit d'en attendre de sérieux résultats ; surtout si, en même temps, on emploie le chloral par voie stomacale et à dose massive.

Solles et Fromaget ont rapporté l'observation d'un cas de *tétanos traumatique*, dans lequel les injections hypodermiques de *pilocarpine* ont été suivies de guérison.

Hendley, après Celli, rapporte un cas de tétanos guéri par les injections de *sublimé corrosif*. Il faisait deux fois par jour une injection de 5 milligrammes.

Le *cyanure de mercure* à 1 *centigramme* est aussi recommandé.

Le *sérum antitétanique* n'a donné dans le traitement du *tétanos aigu* que des résultats peu certains.

Après ablation du foyer infecté, dans les *tétanos à forme lente*, on a obtenu des guérisons ; est-ce à l'ablation qui seule a déjà donné de tels résultats ; est-ce au sérum qu'on doit le succès ?

C'est surtout comme préventif qu'on vante les bienfaits du sérum antitétanique. Là, nous sommes obligés de poser plusieurs points de doute.

Tic douloureux de la face.

Grand-Clément, de Lyon, a obtenu quelques succès avec les injections d'antipyrine et de cocaïne, ainsi formulées :

Antipyrine.................... 4 gr.
Chlorhydrate de cocaïne......... 9 — o3 cent.
Eau distillée.........Q. S. pour 10 cent. c.

Grand-Clément injecte coup sur coup et sur les points douloureux un à plusieurs centimètres cubes de cette solution.

Immédiatement la face devient œdématiée, mais cet œdème se dissipe rapidement.

Les injections doivent se faire quotidiennement et, au besoin, plusieurs fois par jour.

Dana fait, chaque jour, une injection de *strychnine*, on commence par 3 milligrammes, pour arriver graduellement à 6 milligrammes.

Torticolis musculaire.

Leszinsky, de New-York, dit avoir réussi, en plusieurs cas, à l'aide d'injections de *pilocarpine*, à la dose de un centimètre cube, répétée 2 fois par jour.

Weiss s'est bien trouvé du *curare*, dans le torticolis spasmodique.

Tremblement mercuriel et tremblement sénile.

Hyoscyamine ou *hyoscine*, à la dose d'un centimètre cube. L'*arséniate de strychnine*, un centimètre cube au début, pour arriver graduellement à deux ; cette dernière médication est très recommandable.

Tremblement d'origine nerveuse.

Bela-Nagi a employé de façon efficace le *chlorhydrate d'hyoscine*, à la dose de 1 milligramme par jour, pour combattre les tremblements dépendants d'affections chroniques du système nerveux.

Tuberculose osseuse. Tumeurs blanchés.

WENDELSTADT, après FRENDELENBURG, a recours aux injections d'*huile iodoformée* :

Huile stérilisée........................	25 gr.
Iodoforme...............................	5 —

La préparation doit être récente.

On vide préalablement les abcès, par ponction; puis, tous les huit jours, on injecte 3 à 4 centimètres cubes d'huile iodoformée.

Sur un total de 109 cas soumis à ce traitement, il y a eu 36 guérisons, 27 améliorations, 12 insuccès; les autres malades étaient encore en traitement au moment de la publication.

Ces praticiens se prononcent contre les injections d'*éther iodoformé* par trop douloureuses et souvent dangereuses et amenant, parfois, de la gangrène de la peau.

D'après CALOT, de Berck-sur-Mer, on arriverait, à l'aide des injections intra-articulaires, neuf fois sur dix, à obtenir la guérison de la *tumeur blanche*.

CALOT injecte dans la cavité articulaire du *naphtol camphré* et de l'*éther iodoformé*, qu'il associe dans certaines conditions que nous regrettons de ne pas connaître. Au moyen de ces injections, il affirme qu'on peut éviter *presque toujours* les résections des os, toujours fâcheuses, qui, malheureusement, ne mettent pas définitivement à l'abri des récidives, et qui le plus souvent causent des infirmités *fort graves*.

Le traitement chirurgical des tumeurs blanches est loin d'être établi sur des bases certaines : dans ces conditions, il est permis de recourir à une méthode qui a pour elle les données actuelles de la science.

La méthode des *injections iodoformées intra-articulaires* et *intra-parenchymateuses* est probablement anti-bacillaire aussi bien sur place qu'à distance, dit le Dr Dupin, de Toulouse. A ce point de vue elle est peut-être la seule qui donne quelques garanties contre la récidive locale, contre l'infection ganglionnaire et contre la généralisation viscérale. Elle les combat probablement lorsqu'elles existent auparavant : elle est donc la meilleure préparation du champ opératoire, dans les cas où l'on est obligé de recourir à l'exérèse.

Elle n'est pas seulement expectative, mais curative; à ce dernier titre, elle s'applique de préférence aux cas où les articulations atteintes sont facilement accessibles et ne sont pas par trop désorganisées par suite des progrès du mal.

Elle devient la méthode d'élection chez les sujets (phtisiques avancés, vieillards, etc.) pour lesquels on redoute d'entreprendre une opération.

Dans le cas de lésions locales graves, avec ou sans lésions viscérales peu étendues, elle peut être employée, sinon comme curative, du moins comme préparatoire.

Coronedie et Marchetti font au sein même du foyer malade et, à son pourtour, des injections d'*huile iodo-gaïacolée.*

D'après Pénières, la *résine d'euphorbe*, employée en injections sous-cutanées à très faibles doses, par fractions de milligrammes, serait un médicament de choix et qui ne détermine point d'accidents même chez lés enfants.

La meilleure préparation est une fine émulsion exempte d'alcool et dosée de telle sorte que un centimètre cube de la liqueur contienne un quart de milligramme d'euphorbe. C'est là une préparation type applicable à tous les cas.

La dose de un cent. cube est le plus souvent suffisante, mais elle peut être augmentée chez l'adulte, même chez l'enfant, quand l'injection est faite dans une poche remplie de liquide.

Cette préparation est parfaite dans la cure des tuberculoses chirurgicales.

Son action lente ne doit pas être brusquée par des injections trop souvent répétées, — il *suffit* de faire une injection tous les huit jours, quelquefois même tous les quinze jours seulement. Elle provoque, le bacille une fois détruit, un mouvement de restauration des parties molles et des os —, son action s'accomplit sans induration du tissu, une fois que la guérison est produite.

Nous avons modifié la formule de Pénières, et avons dissout la résine d'euphorbe dans l'essence d'eucalyptus et ensuite dans l'huile. La solution se trouve ainsi injectable dans le sens propre du mot, et nous en portons la dose à un milligramme :

Résine d'euphorbe purifiée....	0 gr. 10 centigr.
Eucalyptol..................	20 —
Huile stérilisée... Q. S. pour.	100 cent. cubes.

L'injection est fort bien tolérée.

Dans le traitement hypodermique des tuberculoses chirurgicales, MASSARINI préconise l'emploi de la solution suivante, qui, d'après lui, aurait le triple avantage d'être indolore à l'injection ; de ne jamais donner naissance, ni à des abcès, ni à des indurations ; d'être douée d'une très grande puissance d'action :

Glycérine neutre stérilisée.............	40 gr.
Iode métallique.......................	1 —
Iodure de potassium..................	5 —
Gaïacol..............................	10 —

LUTON a publié deux observations d'abcès froids

guéris par des injections de *sérum oxygéné*. L'eau oxygénée paraît agir d'une façon tout à fait remarquable, car, en moins d'un mois, LUTON a obtenu la guérison d'un abcès compliqué de fistule, chez une femme dont l'état général se trouvait déjà fort compromis. Il injecte cinq grammes de la préparation suivante ;

Solution de phosphate de soude à 10 o/o.	50 cent. cubes.
Eau oxygénée	50 — —

Si nous rapprochons ces résultats de ceux qu'on obtient en injectant de l'eau oxygénée dans les oreilles, quand il y a écoulement, et dans les fosses nasales, nous n'avons point lieu d'être surpris, et cette méthode toute récente est appelée à se généraliser rapidement.

Vertige.

POLITZER et LABIT recommandent les injections de *pilocarpine*, pour faire disparaître cette infirmité, et, en même temps améliorer l'ouïe.

Vertige de Ménière.

Trinitrine, 2 à 3 centimètres cubes par jour.

Vomissements incoercibles de la grossesse.

ALFRED LÉON, après les avoir expérimentées, recommande très chaudement les injections de *trinitrine*.

TIBONE, de Tours, dit s'être bien trouvé de la *cocaïne*, à la dose de 1 centigramme par centimètre cube : deux centimètres cubes par jour, à six heures d'intervalle environ.

RECLUS et POZZI injectent un cent. cube de la solution :

Chlorhydrate de cocaïne........	0 gr. 20 cent.
Solution de trinitrine à p. 100...	X gouttes.
Eau stérilisée....................	10 gr.

Zona.

Contre les douleurs nerveuses du zona, employer la *mixture calmante anti-névralgique* (Mousnier).

QUATRIÈME PARTIE

FORMULAIRE OPOTHÉRAPIQUE.

I. — HISTORIQUE ET PRINCIPE DE LA MÉTHODE.

Opothérapie, tél est le nom que fort heureusement a donné le professeur LANDOUZY à cette médication, très en honneur depuis quelque temps déjà, et qui consiste à utiliser en thérapeutique les sucs extraits des glandes ou des parenchymes de provenance animale.

C'est BROWN-SÉQUARD(1) qui, avec le suc testiculaire, a fait revivre, sous une forme nouvelle et plus scientifique, une méthode qu'avaient déjà et dès longtemps mise en pratique les empiriques et les médecins anciens. Il était, en effet, trop naturel, pour qu'on n'en eût point la pensée, de supposer qu'à un organe malade, désorganisé, toute la vitalité serait rendue par l'assimilation de la substance saine extraite d'un même organe en bonne santé; il fallait trouver le moyen pratique d'atteindre le but proposé. Là se résumait toute la question :

1° Vaincre la difficulté de conserver les extraits de sucs animaux ;

2° Les administrer de façon convenable et efficace.

Cette nouvelle branche de la thérapeutique a-t-elle bien donné tous les résultats qu'on prétend être en droit d'en attendre! nous n'oserions l'affirmer et si

(1) Voy. Eloy, *la Méthode de Brown-Séquard*. 1893.

nous en croyons A. GILBERT et P. CARNOT (1), il y a encore de grandes difficultés à vaincre, avant d'arriver à une préparation toujours identique du même extrait du même organe. Voici comment ils s'exprimaient :

« Diverses considérations doivent déterminer le choix des animaux ; elles ont trait à l'espèce, à l'âge, etc.

« Puis il y a à faire subir aux animaux une préparation physiologique qui consiste, d'une part à entraîner la glande par un fonctionnement de plus en plus intense, de façon à rendre son extrait plus actif ; d'autre part, à charger au maximum la glande en principes sécrétoires au moment même de l'abattage. Mais remplir cette dernière condition est assez difficile. Il ne faut pas oublier en effet que l'acte sécrétoire comprend deux temps, une charge cellulaire progressive en zymogène, puis une évacuation liée à la transformation du zymogène en sécrétion définitive ; l'extrait devrait donc être fait à la fin du premier temps, avant l'évacuation. Mais on aurait, dans l'extrait, le zymogène et non le principe actif. On devrait donc réaliser artificiellement cette transformation.

« Pour certaines glandes, on connaît les lois de cette transformation (influence de l'oxygène sur la transformation spontanée du tryptogène ou trypsine) et on peut l'achever artificiellement.

« Mais, pour la majorité des glandes, ces lois nous échappent encore. Or, nous ne pourrons tirer parti d'un extrait que lorsque nous saurons effectuer cette transformation ; car toujours l'extrait d'organe nous donnera le proferment et non le principe actif, ou, du moins, celui-ci sera en infinie proportion.

« Si nous ne savons pas la réaliser artificiellement, nous devons laisser se produire la transformation phy-

(1) Rapport présenté au quatrième Congrès de médecine interne tenu à Montpellier en avril 1898.

siologique spontanée, et retirer le principe actif non de l'extrait, mais de la sécrétion (glandes externes), ou du sang afférent (glandes internes).

« Peut-être la sérothérapie n'a-t-elle sa raison d'être que parce que nous ne savons ni reconnaître, ni transformer la pro-anti-toxine, car le pouvoir antitoxique n'est certainement pas primitif dans le sang et doit provenir de tel ou tel organe qui la produise à l'état inactif.

« Peut-être un jour saura-t-on réaliser cette transformation et substituera-t-on à la sérothérapie l'opothérapie anti-toxique. »

II. — PRÉPARATIONS DES EXTRAITS.

Procédé de Brown-Séquard et de D'Arsonval. — En général, on continue pour la préparation des extraits organiques destinés à l'usage hypodermique à se servir du procédé Brown-Séquard et D'Arsonval. C'est-à-dire qu'on prépare des extraits glycérinés, qu'on obtient par macération, et qu'on filtre à travers une bougie d'alumine et sous pression d'acide carbonique. Cette méthode n'est point sans inconvénients, car une partie des substances actives demeurent sur le filtre.

Procédé Gilbert et Carnot. — Gilbert et P. Carnot préconisent un nouveau mode de préparation, qui serait assez simple; mais nous ne savons si les principes actifs sont bien conservés dans toute leur intégrité.

L'organe à traiter est enlevé à l'abattoir et broyé finement avec du sable lavé et mis en macération avec de l'eau acidulée d'acide chlorhydrique.

Après quelques heures de macération, on neutralise à l'aide de la lessive de soude. L'acide chlorhydrique se trouve donc ainsi transformé en chlorure de sodium et on obtient un liquide propre aux injections hypodermiques aussi bien qu'à l'ingestion stomacale.

Procédé Mousnier. — MOUSNIER procède autrement; après avoir longtemps stérilisé son liquide sur l'acide carbonique sous pression, comme l'indiquent BROWN-SÉQUARD et D'ARSONVAL, il a renoncé à cette seconde partie de la formule de D'Arsonval.

L'extrait glycériné, préparé avec soin, est étendu d'une certaine quantité de véhicule aseptique préparé d'après la formule indiquée dans les pages qui précèdent et filtré simplement au papier, de préférence à la bougie d'alumine.

III. — RÉSULTATS OBTENUS.

Depuis qu'on a vanté les bons effets de l'opothérapie appliquée par voie stomacale, par voie rectale, ou par voie sous-cutanée, on s'est efforcé soit par des moyens chimiques, soit par des moyens physiologiques, de trouver des extraits de différente nature; d'exhaler les principes actifs; mais à part quelques résultats certains, toutes ces tentatives n'ont rien donné de bien saillant.

Il est certaines glandes, sur les sécrétions internes desquelles on a tous les documents nécessaires; d'autres pour lesquelles on les ignore totalement. — Avec quelques extraits, on a obtenu des résultats incontestables; avec d'autres, on n'a que des effets absolument hypothétiques. La question reste donc encore entièrement ouverte aux recherches des thérapeutes et des savants.

Il demeure bien entendu que nous ne parlons de l'opothérapie qu'au point de vue hypodermique, car, avant d'entrer dans l'énumération des divers sucs animaux utilisés jusqu'ici, il est bon de faire remarquer que la méthode de Brown-Séquard a fait naître bien des convoitises commerciales qui ont conduit à des recherches et amené des communications plus ou moins fondées en leurs conclusions, entraînant avec elles une quantité de préparations de laboratoire qui, sous forme d'extraits, de pastilles, de capsules, etc., sont destinés, étant absorbés par l'estomac, à guérir l'humanité entière de tous ses maux. C'est l'excès inévitable et l'exagération en tout, que nous ne savons éviter et qui, le plus souvent, vient gâter les meilleures choses.

IV. — SUC TESTICULAIRE, SUC ORCHITIQUE, SUC SÉQUARDIEN.

C'est le suc de testicule qui, le premier, fut par Brown-Séquard introduit en la thérapeutique, en 1889.

On se rappelle toutes les polémiques qui suivirent la première communication de notre maître, un peu vieilli.

En effet, quand le savant professeur, dans sa communication à l'Académie des sciences, exalta la puissance dynamogénique considérable des extraits organiques sur les centres nerveux et spécialement sur la moelle épinière, il vit accueillir ses affirmations par un scepticisme bien marqué. Cependant, la méthode nouvelle ne tarda pas à recevoir une éclatante confirmation et de nombreuses observations cliniques sont venues démontrer que l'extrait de suc testiculaire possède à un très haut degré le pouvoir de tonifier les centres nerveux et qu'en redonnant de l'énergie aux centres nerveux il facilite la nutrition et que, par conséquent, il exerce une influence heureuse sur la débilité, consécutive aux maladies graves.

Les uns, dans les effets annoncés, voyaient, avant tout, l'action de la suggestion.

Les autres attribuaient les résultats aux traces de phosphates contenus en l'extrait.

D'autres ont cru et croient encore à une sécrétion spéciale ayant une action à elle propre.

Il en est enfin qui ont découvert en cet extrait des qualités génératrices, vraiment surprenantes; tandis que d'autres osaient prétendre que la glycérine servant à sa préparation en était le seul principe actif.

Quoi qu'il en soit, cette liqueur de suc testiculaire, qui a eu son heure de succès et d'engouement, a vu rapidement pâlir son étoile, et est, sinon complètement tombée dans l'oubli, du moins à peu près abandonnée.

Préparation. — Pour la préparer, au début, on se servait de testicules de cobayes ; mais ceux-ci étant peu volumineux, il fallait de nombreux cobayes pour arriver à préparer une quantité raisonnable du précieux liquide, devenu nécessaire à tant de malades, et on eut recours aux testicules de taureau qu'on peut facilement se procurer aux abattoirs de Paris, en lesquels on ne tue, dit-on, que de bons bœufs donnant de la viande de première qualité.

Quant à la préparation, elle est des plus simples : on prend des testicules de cobaye ou alors de taureau, qu'on incise, qu'on coupe en petits morceaux menus ; inutile d'insister sur la nécessité d'avoir ces testicules aussi frais que possible, c'est-à-dire l'animal étant à peine mort, de façon à les avoir eux encore presque vivants; c'est une nécessité qui s'impose, car les organes refroidis, c'est-à-dire dénués de vitalité, doivent perdre aussi toutes leurs qualités. Ceci est encore vrai pour toutes les glandes dont on se sert pour des préparations opothérapiques. L'opération de l'incision doit se faire très rapidement.

On fait macérer la substance ainsi découpée dans trois fois son poids de glycérine; puis après douze heures de macération, on ajoute de l'eau en quantité égale à cinq fois le poids de glycérine ; on laisse en contact quelques heures, on filtre au papier, puis à la bougie d'alumine et sous pression d'acide carbonique.

MODE D'EMPLOI. — Le liquide doit être employé sans être dilué et on peut injecter de un à cinq centimètres cubes.

INDICATIONS. — Le produit a-t-il réellement une valeur propre ? Nous n'essaierons pas d'entamer de nouvelles théories et d'ouvrir de nouveau la discussion à ce sujet. Nous nous contenterons de dire que les uns ne trouvaient à son emploi que déceptions, tandis que les autres publiaient des résultats mirifiques.

On l'a employé chez les délibilités de toute nature, chez les vieillards affaissés par les ans ; chez les jeunes gens épuisés par les veillées et la débauche ; chez les jeunes filles anémiées par une longue convalescence ; chez les déséquilibrés usés dans tout leur système nerveux.

Naturellement, du *suc testiculaire* rendant force nerveuse et force musculaire au sexe masculin, chez lequel il était principalement employé, il était naturel de conclure au *suc ovarien* qui nécessairement deviendrait la régénération du sexe féminin.

V. — SUC OVARIQUE ou SUC OVARIEN.

PRÉPARATION. — On se procure des ovaires frais, des ovaires de brebis, par exemple, et on opère comme pour les testicules.

MODE D'EMPLOI. — La liqueur ovarique est employée comme la précédente, à la dose de 1/2 ou 3 centimètres cubes.

INDICATIONS. — On dit que les troubles nerveux qui sont, dans le siècle où nous vivons, devenus l'apanage presque forcé de la grande majorité de nos femmes, de nos mères ou de nos sœurs, se trouvent amendés et guéris par son usage, d'une façon absolument incontestable.

On sait combien, au moment de leurs règles, ou aux approches de la ménopause, les malheureuses sont sujettes et à des bouffées de chaleur qui leur montent au visage ; et à des syncopes plus ou moins prolongées ; et à une irritabilité telle que tout leur entourage en pâtit ; et à une foule d'idées bizarres qui les rendent à charge à elles-mêmes et à tous ceux qui vivent en leur intimité. Eh bien ! tout cela disparaîtrait par la médication ovarienne.

On les emploie à combattre la dysménorrhée, tous les troubles dépendant d'une insuffisance génitale, les accidents nerveux de la ménopause, les accidents consécutifs à la castration ; etc.

Mode d'emploi. — De même que pour le suc sequardien, on injecte de trois à cinq centimètres cubes.

VI. — SUC DE SUBSTANCE GRISE.

Presque aussitôt la communication de Brown-Séquard en la même année 1889, Constantin Paul, à son tour, suivant en cela la route tracée par Babès, communiquait à l'Académie de médecine les résultats obtenus à l'aide d'injections de substance grise, qu'il présentait sous la dénomination de *transfusion nerveuse*.

Préparation. — C'est en quelque sorte une macération de la substance grise obtenue à l'aide du procédé Brown-Séquard, en prenant de la substance grise de cerveau de mouton, que l'on traite toujours par le même procédé et en les mêmes proportions.

Indications. — Ce serait un tonique nerveux de très grande efficacité et dont seraient redevables toutes les affections débilitantes provenant d'une anémie générale ou locale du système nerveux central. — La neurasthénie surtout, d'après CONSTANTIN PAUL, retirerait les plus grands bénéfices de ce traitement, qui a été aussi appliqué à un certain nombre de tabétiques et chloro-tiques-neurasthéniques.

Malgré l'autorité de ses parrains, cette médication n'a pas survécu longtemps à l'enthousiasme des premiers jours ; mais voici que les extraits de substance cérébrale sont de nouveau mis à l'étude et les recherches de WASSERMANN et de TAKAKI inspirées par ERLICH qui a fait entrevoir la combinaison des toxines avec les cellules de la moelle, donnant naissance à des antitoxines, viennent d'ouvrir une ère nouvelle et laissent espérer une thérapeutique antitoxique de grande valeur.

Hâtons-nous, cependant, de recommander la plus grande prudence, car des expériences toutes récentes, déjà, semblent enlever aux assertions de WASSERMANN et de TAKAKI une partie de leur autorité. Malgré tout, de leurs expériences, il serait difficile de ne pas conclure que la moelle aussi bien que le cerveau d'animaux normaux, mélangés à de la toxine tétanique, la neutralisent à ce point, que des souris ont pu supporter jusqu'à dix fois la dose mortelle et, d'autre part, si on injecte de la substance nerveuse quelques heures avant d'injecter de la toxine tétanique, à dose mortelle, le sujet en expérimentation échappe à la mort.

L'action anti-tétanique de la substance nerveuse est donc absolument manifestec; ependant, attendons les résultats que nous promettent les expériences en cours.

MODE D'EMPLOI. — Débuter par des injections de deux centimètres cubes pour arriver graduellement à cinq centimètres cubes.

VII. — SUC PANCRÉATIQUE.

La méthode si bien lancée devait se généraliser et

avec rapidité. On a donc vanté le suc *pancréatique* contre le diabète.

Cependant les résultats, quelque bien étayée que soit l'opothérapie pancréatique sur les théories de MEHRING et MINKOWSKI que confirmèrent les expériences de LÉPINE, GLEY, HÉDON, THIROLOIX, etc., n'ont pas du tout répondu aux espérances qu'avait fait naître cette constatation que l'ablation complète du pancréas procure régulièrement la glycosurie; tandis qu'une résection partielle suffit à empêcher la formation du sucre.

VIII. — SUC DE GANGLIONS LYMPHATIQUES.

On a pensé au suc lymphatique pour combattre la *leucocythémie ;* cette préparation, elle aussi, n'a pas tenu les promesses dont elle semblait grosse ; aussi est-elle vite tombée dans un profond oubli.

IX. — SUC DE MOELLE D'OS.

INDICATIONS. — L'extrait de moelle d'os qui a succédé semblait avoir un sort plus assuré.

On l'a employé contre les déglobulations intenses, contre les anémies graves, contre la leucocythémie, aussi contre certaines affections nerveuses, et dit-on avec un certain succès, contre la pseudo-leucémie des enfants en bas âge et la leucémie splénique.

Cependant l'emploi du suc médullaire ne s'est point généralisé.

MODE D'EMPLOI. — Trois centimètres cubes matin et soir.

X. — SUC MUSCULAIRE.

INDICATIONS.— Pour combattre la débilité musculaire,

suivant le même courant d'idées, on est arrivé fatalement au suc extrait des muscles, qui a été utilisé surtout dans certaines myopathies primitives Mais nous ne trouvons pas la moindre trace d'expériences sérieuses et concluantes.

XI. — SUC DE CAPSULES SURRÉNALES.

Indications. — Tout d'abord, le liquide extrait des capsules surrénales a été préconisé contre la maladie bronzée d'Addison.

Puis on a prétendu en avoir retiré quelque bénéfice dans le traitement de l'urémie lente.

Mais en réalité les résultats obtenus sont de peu d'importance, et les améliorations et les guérisons sont si rares que ce n'est guère encourageant.

Cette médication reste donc, pour l'instant, à l'état d'étude.

Mode d'emploi. — On injecte de 2 à 4 centimètres cubes par jour.

XII. — SUC DIEULAFOY RÉNAL.

Indications. — Plusieurs cas d'urémie, quelques cas d'albuminurie auraient été améliorés, mais malgré les observations de Dieulafoy, Teissier, Froenkel, Picchini, Chiperowitsch, Concette, Bra, Bosc, Maret, etc., on peut dire que la question reste en entier à l'état d'étude; il faut donc attendre.

Mode d'emploi. — On injecte de trois à quatre centimètres cubes.

XIII. — SUC PULMONAIRE.

Indications. — Le liquide pulmonaire était tout indiqué à combattre certaines affections du poumon. C'est l'antique sirop de mou de veau ressuscité. Les résultats obtenus jusqu'ici dans les affections pulmonaires proprement dites, dans les ostéoartropathies hypertrophiantes pneumiques, sont encourageants, mais les exemples sont encore peu nombreux. C'est Brunet, de Bordeaux, qui, après avoir appliqué la méthode avec Demons, Binaud et Arnozan, paraît avoir publié le document le plus sérieux à ce sujet.

Voici comment il s'exprime :

« Le suc pulmonaire, préparé selon la méthode de Brown-Séquard, n'est tonique, pour l'animal, qu'à doses élevées (1/22 de son poids) et ne provoque aucun effet nuisible sur l'homme sain. Dix centimètres cubes donnés par voie stomacale ou cinq centimètres cubes par injections hypodermiques, produisent les mêmes effets favorables dans les affections pleuro-pulmonaires, en particulier dans la bronchite chronique et la tuberculose. L'expectoration se modifie notablement et dès les premiers jours diminue, devient plus fluide et moins purulente. Chez les tuberculeux il peut survenir un ou deux crachats roses sans gravité ; la toux, l'oppression se modifient favorablement, enfin l'état général se relèverait, d'où augmentation de poids. »

La question est neuve et loin d'être bien élucidée ; néanmoins, elle mérite, d'après ce qui vient d'être dit, d'être prise en considération.

Préparation. — C'est avec le poumon de mouton qu'on prépare le suc injectable. Il est, croyons-nous, inutile d'ajouter qu'il faut s'assurer que le poumon est complètement sain.

Mode d'emploi. — Comme il a été dit déjà pour le suc testiculaire et on en injecte cinq centimètres cubes chajour, environ ; mais il est bon au début de n'en donner que trois seulement.

XIV. — SUC SPLÉNIQUE.

Indications. —Le paludisme devait à n'en pas douter, avec ses troubles du côté de la rate, amener le liquide injectable de rate, ou liquide splénique qui semblerait avoir donné quelques résultats contre l'impaludisme, entre les mains de Cousin.

Malgré cela, la médication est peu en honneur.

Mode d'emploi. — Deux à quatre centimètres cubes.

XV. — SUC HÉPATIQUE.

Indications. — L'opothérapie hépatique est peut-être celle qui trouve le plus d'applications, et qui a fourni les résultats les plus sérieux et les plus incontestables, et il se pourrait qu'elle ait devant elle un avenir brillant. Nous n'osons cependant, encore, nous montrer trop affirmatif malgré la confiance que nous inspirent les faits acquis.

Gilbert et Carnot ont triomphé de quelques cas de cirrhose, mais l'affection ne doit pas être par trop ancienne, ou mieux le foie ne doit pas être trop profondément atteint, sans cela l'excitant spécifique que constitue à son égard le liquide hépatique perd son action. On l'a conseillé aussi dans les affections arthritiques, et en particulier dans la goutte. Dans le traitement du diabète, le résultat a été le plus souvent favorable et a été obtenu en moins de dix jours.

Cependant il faut dire que lorsque le sucre a diminué ou même a disparu des urines, si on cesse la médication, on voit le sucre apparaître de nouveau rapidement et en abondance. On le dit aussi très efficace à arrêter certaines hémorragies liées ou non à une affection hépatique.

Mode d'emploi. — La dose à injecter est de deux à quatre centimètres cubes.

XVI. — SUC THYROÏDIEN.

Indications. — Le liquide extrait de la glande thyroïde a fait ses preuves. C'est avec succès qu'il a été employé contre le goître, contre le mixœdème et le crétinisme inhérent à ces deux affections; on l'a utilisé aussi contre le goître exophtalmique, et contre certaines maladies de la peau et, enfin, on s'en est beaucoup servi pour combattre l'obésité.

De Cérenville dit : « L'influence directe du suc thyroïdien sur l'assimilation n'est plus contestée : augmentation de la transformation des substances azotées, mesurées par l'excrétion d'urée et d'acide urique ; décomposition exagérée des substances protéiques et des graisses ; accroissement de la consommation d'oxygène et de l'excrétion d'acide carbonique, en un mot, suractivité des mutations organiques, tel est le bilan. Tout cela s'observe non seulement au cours du mixœdème, mais à l'état normal et dans une mesure telle que cette exagération peut devenir sérieusement offensive.

« En résumé, on conclut des faits normaux et pathologiques que le suc thyroïdien exerce une action puissante sur la nutrition intra-cellulaire, qu'il intervient dans la régularisation des échanges organiques (1). »

Mode d'emploi. — Trois centimètres cubes matin et soir.

XVII. — SUC THYMIQUE

Indications. — Jusqu'à présent les différentes tentatives qu'on a faites, soit en l'employant contre le goître.

(1) *Presse médicale.*

exophtalmique, soit dans la maladie de Basedow, n'ont permis d'établir aucune conclusion sérieuse.

La question reste donc à peu près entière.

Par sa composition chimique, il se rapprocherait beaucoup du suc thyroïdien ; comme lui, il contient de l'iode sous forme de combinaisons qui semblent être voisines de la thyroïdine.

Mais injecté sous la peau, le liquide thymique amène un abaissement considérable de la pression, il augmente la rapidité du pouls, et, à doses élevées, il produit de la dyspnée et du collapsus.

Mode d'emploi. — On injecterait de un à trois centimètres cubes d'une préparation dans les mêmes proportions que celle du suc testiculaire.

XVIII. — SUC INTESTINAL.

Indications. — Destiné à combattre l'entérite et la constipation, le suc intestinal a, dit-on, donné quelques succès à MM. Gilbert et Carnot, qui l'ont employé par la bouche.

Nous nous contentons de mentionner ce produit en attendant qu'on en ait fait une étude plus sérieuse.

XIX. — SUC PROSTATIQUE.

Indications. — Ici encore les observations concluantes manquent. On prétend que la prostate hachée et ingérée par voie stomacale guérit l'hypertrophie prostatique. Elle supprimerait la douleur, elle diminuerait le nombre des mictions diurnes et nocturnes, etc.

Comme le précédent, le liquide prostatique a encore reçu bien peu d'applications, et les résultats obtenus jusqu'ici sont trop minimes pour nous y arrêter plus longtemps.

BIBLIOTHÈQUE NATIONALE R.F. IMPRIMÉS

TABLE DES MATIÈRES

Poitiers. — Imp. Blais et Roy, 7, rue Victor-Hugo.

BIBLIOTHÈQUE NATIONALE IMPRIMÉS

Messieurs les Médecins trouveront

A LA PHARMACIE DU

Dr DÉTRAY

1, rue des Tournelles, PARIS

OU A LA

Pharmacie PAPILLAUD

6, rue Jacob

TOUTES LES PRÉPARATIONS

hypodermiques

SÉRUMS ARTIFICIELS

selon toutes formules

PRÉPARATIONS SPÉCIALES

selon les formules particulières et propres
à chaque praticien

INSOMNIES - DOULEURS
NERVOSISME

Sirop ★
Gélineau

(*Bromure de Potassium Arsénical*
et Chloral combinés)

LE PLUS PUISSANT HYPNOTIQUE

Médicament infaillible que son efficacité indéniable a fait adopter du corps médical presque entier.

Précieux dans le traitement de la
COQUELUCHE

Epilepsie
les Dragées Gélineau

Constituent la médicatton
Anti-épileptique par excellence

★ ☆

Bien supérieures aux *bromures combinés* ou *associés*
(Polybromures)

Les **Dragées Gélineau** ont conquis près du corps médical une place justement méritée.

Les **Dragées Gélineau** *doivent toujours être prises au milieu ou à la fin du repas.*

Anémie ✻ ✻ Chlorose

Traitement hypodermique

PAR LE

FER INJECTABLE ROUSSEL

Trois préparations ferrugineuses indolores à l'injection :

Salicylate de Fer naissant, 1 centigramme par centimètre cube.

Chlorure double de fer et de quinine, 1 centigramme par centimètre cube.

Glycerophosphate de Soude et de Fer, deux centigrammes de Fer et cinq centigrammes de Glycérophosphate de soude.

J. MOUSNIER, à SCEAUX (Seine),

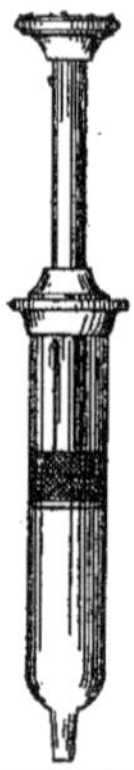

Médicaments urgents *que le Médecin doit toujours avoir chez lui en permanence :*

Ergotine Mousnier

Ergotinine Mousnier

Quinine injectable Mousnier

Mixture antinévralgique à l'aconitine Mousnier

Solution vitale dynamogène Vindevogel

(*Névrosthénique, Cardiosthénique*).

Toutes ces préparations se vendent en petits flacons de cinq centimètres-cubes.

à **PARIS,** 6, r. Jacob et 1, r. des Tournelles

Phtisie
Pulmonaire

BRONCHITE CHRONIQUE

Traitement hypodermique

PAR

l'Eucalyptol injectable Roussel

le Pheneucalyptol injectable Roussel

l'Arseniate de Strychnine Roussel

le Sulfure d'Allyle Mousnier

* *

J. MOUSNIER, 26, RUE HOUDAN

à **SCEAUX** *(Seine)*

à **PARIS**, 6, rue Jacob, et 1, rue des Tournelles

Syphilis

Traitement hypodermique

PAR

l'Hydrargyre injectable ROUSSEL

SYPHILIS

Cyanure d'Hydrargyre

SYPHILIS

Biiodure d'Hydrargyre

J. Mousnier

à **SCEAUX**

(Seine)

SYPHILIS

Granules Dardel

à l'Arséniate d'hydrargyre

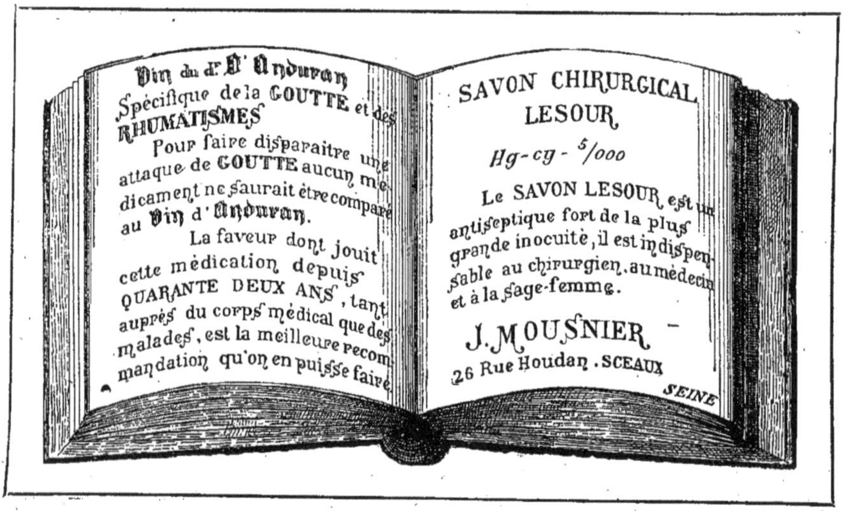
Vin du dr. V. d'Anduran
Spécifique de la GOUTTE et des RHUMATISMES
Pour faire disparaitre une attaque de GOUTTE aucun médicament ne saurait être comparé au Vin d'Anduran.
La faveur dont jouit cette médication depuis QUARANTE DEUX ANS, tant auprès du corps médical que des malades, est la meilleure recommandation qu'on en puisse faire.
SAVON CHIRURGICAL LESOUR
Hg-cy-5/000
Le SAVON LESOUR est un antiseptique fort de la plus grande inocuité, il est indispensable au chirurgien, au médecin et à la sage-femme.
J. MOUSNIER
26 Rue Houdan. SCEAUX
SEINE

Médecine opératoire.
Pathologie externe et Obstétrique.

Tableaux synoptiques de pathologie externe, par le Dr VILLEROY. 1898, 1 vol. gr. in-8, 208 p., cart. . . . . 5 fr.

Précis d'opérations de chirurgie, par le professeur J. CHAUVEL, 3e *édition*. 1891, 1 vol. in-18 de LXXV-818 p., avec 356 fig., cart. . 9 fr.

Précis de médecine opératoire, par le Dr Ed. LEBEC. 1885, 1 vol. in-18 de 468 p., avec 410 fig. . . . . 6 fr.

Nouveaux éléments de médecine opératoire, par le professeur H. CHRÉTIEN. 1881. 1 vol. in-18 de 528 p., avec 184 fig. . . . . 6 fr.

La pratique des opérations nouvelles en chirurgie, par le Dr GUILLEMAIN. 1895, 1 vol. in-18 jésus de 350 p., cart. . . . . 5 fr.

Nouveaux éléments de pathologie et de clinique chirurgicales, par F. GROSS, J. ROHMER et A. VAUTRIN, professeurs à la Faculté de médecine de Nancy. 1897. 5 vol. in-8 de 800 p. . . . . 50 fr.

On vend séparément :

I. *Maladies de la tête* . . . . 12 fr.
II. *Maladies du cou et du tronc* . . . . 12 fr.
III. *Maladies des organes génito-urinaires et des membres* . . . . . . 12 fr.
IV et V. *Pathologie chirurgicale générale* (Vient de paraître) . . . . 14 fr.

Précis de thérapeutique chirurgicale et de petite chirurgie, par le Dr DECAYE. 2e *édition*. 1893. 1 vol. in-18 de 636 p., cart. . . . 6 fr.

La pratique de l'asepsie et de l'antisepsie en chirurgie, par le Dr Ed. SCHWARTZ, professeur agrégé à la Faculté de medecine de Paris. 1893, 1 vol. in-18 jésus de 380 p., avec 31 fig., cart. . . . . 6 fr.

La pratique journalière et la chirurgie antiseptique, par E. NICAISE, 1896, 1 vol. in-16 de 300 p., avec fig., cart. . . . . 4 fr.

Encyclopédie internationale de chirurgie, par DUPLAY, GOSSELIN, VERNEUIL, professeurs à la Faculté de médecine de Paris; BOUILLY, P. SEGOND, Ed. SCHWARTZ, G. MARCHANT, PICQUÉ, chirurgiens des hôpitaux de Paris; OLLIER, PONCET, professeurs à la Faculté de médecine de Lyon. 1888, 7 vol. gr. in-8, ensemble 6680 p., 2758 fig. . . . . 100 fr.

Chirurgie des centres nerveux, par le Dr GLANTENAY. 1897. 1 vol. in-18, 400 p., avec fig., cart. . . . . 5 fr.

Traité pratique des accouchements, par le Dr A. CHARPENTIER, 2e *édition*. 1889, 2 vol. gr. in-8 de 1100 p., 752 fig. et 1 pl. . . . . . 30 fr.

Traité pratique de l'art des accouchements, par NAEGELÉ et GRENSER. 2e *édition*, 1880, 1 vol. in-8 de 800 p., avec 207 fig., cart. 12 fr.

Guide pratique de l'accoucheur, par les Drs PENARD et ABELIN. 8e *édition*, 1896, 1 vol. in-18 de 712 p., avec 207 fig., cart. . . . . . 6 fr.

Précis de médecine opératoire obstétricale, par le Dr REMY. 1893, 1 vol. in-16 de 460 p., avec 185 fig., cart. . . . . 6 fr.

Traité pratique de gynécologie, par les Drs S. BONNET et P. PETIT. 1894, 1 vol. in-8 de 804 p., avec 297 fig., dont 90 col. . . . . 15 fr.

La pratique des maladies des femmes, par T. EMMET. Préface par le prof. TRÉLAT. 1887. 1 vol. gr. in-8 de 860 p., avec 220 fig. . . . 15 fr.

Clinique externe et obstétricale.

Clinique chirurgicale, par U. TRÉLAT, professeur à la Faculté de médecine de Paris. 1891, 2 vol. gr. in-8 de chacun 800 p., avec fig.. 30 fr.

La chirurgie journalière, leçons de clinique chirurgicale, par le Dr DESPRÈS, 4e *édition*. 1894, 1 vol. gr. in-8 de 900 p., avec fig. 12 fr.

Précis iconographique des fractures et des luxations, par le professeur HELFERICH. Édition française par le Dr Paul DELBET. 1896, 1 vol. in-16 de 324 p., avec 64 planches coloriées, cart........ 14 fr.

Atlas manuel d'ophtalmoscopie, par le professeur HAAB. Édition française par le Dr TERSON, chef de clinique ophtalmologique à l'Hôtel-Dieu. 1896, 1 vol. in-16 de 250 p., avec 64 pl. coloriées, cart... 12 fr.

Leçons cliniques sur les maladies des voies urinaires, par le Dr Felix GUYON. 3e *édition*. 1895-1897, 3 vol. gr. in-8....... 37 fr. 50

Leçons sur les maladies vénériennes, professées à l'hôpital du Midi, par le Dr MAURIAC. 1883-1890, 2 vol. in-8 de 1100 p....... 38 fr.

Traité de chirurgie clinique et opératoire, par A. LE DENTU, prof. à la Faculté de médecine de Paris, et P. DELBET, professeur agrégé. 10 vol. in-8 de 800 p., illustrés de figures. Chaque volume...... 12 fr.

En vente : TOME I. *Pathologie générale chirurgicale. Néoplasmes. Appareil tégumentaire.* — TOME II. *Maladies du squelette, fractures, maladies inflammatoires et tumeurs des os.* — TOME III. *Maladies des articulations, de l'appareil musculaire et des nerfs.* — TOME IV. *Maladies des artères, des veines, des lymphatiques, du crâne et du rocher.* — TOME V. *Maladies des yeux, des oreilles, du nez et des mâchoires.* — TOME VI. *Maladies de la bouche, du larynx, du cou et de la poitrine.*

Clinique interne.

Clinique médicale de l'Hôtel-Dieu de Paris, par les professeurs TROUSSEAU et PETER. 9e *édition*. 1898, 3 vol. in-8, ensemble 2616 p. 32 fr.

Traité de diagnostic, par le Dr MAYET, professeur à la Faculté de médecine de Lyon. 1898, 2 vol. gr. in-8 de 900 p., avec fig....... 24 fr.

Traité de diagnostic et de sémiologie, par le Dr BOUCHUT. 1883, 1 vol. gr. in-8 de 920 p., avec 150 fig........................ 12 fr.

Précis d'auscultation, par le Dr COIFFIER. 4e *édition*. 1897, 1 vol. in-18 de 150 p., avec 90 fig. col., cart........................ 5 fr.

Dictionnaire de médecine, de chirurgie, de pharmacie et des sciences qui s'y rapportent, par Émile LITTRÉ, de l'Académie française et de l'Académie de médecine. 18e *édition*. 1898, 1 vol. gr. in-8 de 1904 pages à 2 col., avec 600 fig., cart.. 20 fr. Relié........ 24 fr.

Aide-mémoire de médecine, de chirurgie et d'accouchements, par le Dr CORLIEU. 5e édition. 1895, 1 vol. in-18, 750 p., 450 fig., cart. 7 fr.

Traité de médecine et de thérapeutique, par P. BROUARDEL, doyen de la Faculté de médecine de Paris, membre de l'Institut, et A. GILBERT, professeur agrégé, médecin des hôpitaux. 10 volumes in-8 de 800 p., illust. de fig. Chaque volume................................ 12 fr.

En vente : TOMES I ET II. *Maladies microbiennes.* — TOME III. *Maladies parasitaires. Intoxications. Affections constitutionnelles. Maladies de la peau.* — TOME IV. *Maladies du tube digestif et du péritoine. Maladies des organes génitaux de la femme.* — TOME V. *Affections du foie, de la rate, du pancréas, des reins, des organes génitaux.*

Pathologie générale, Parasitologie, Microbiologie, Pathologie interne, Anatomie pathologique.

Tableaux synoptiques de pathologie interne, par le Dr VILLEROY, 1898, 1 vol. gr. in-8 de 208 p., cart. .... 5 fr.

Traité élémentaire de pathologie générale, par H. HALLOPEAU, professeur agrégé de la Faculté de médecine de Paris. 5e *édition*, avec la collaboration de M. CAVASSE. 1898, 1 vol. in-8, 776 p., 64 fig. .. 12 fr.

Nouveaux éléments de pathologie générale, par le Dr BOUCHUT, 4e *édition*. 1882, 1 vol. gr. in-8 de 900 p., avec 250 fig. .... 16 fr.

Traité élémentaire de parasitologie, appliquée à la médecine, par MONIEZ. 1896, 1 vol. in-8 de 600 p., avec 250 fig. .... 10 fr.

Traité pratique de bactériologie, par E. MACÉ, professeur à la Faculté de médecine de Nancy, 3e *édition*. 1897, 1 vol. in-8 de 700 p., avec 200 fig. .... 16 fr.

Atlas de microbiologie, par E. MACÉ. 1898, 1 vol. gr. in-8 de 60 pl. en 8 couleurs, avec texte explicatif .... 30 fr.
Paraîtra en 3 fascicules.

Précis de technique microbiologique et sérothérapique, par le Dr BESSON, directeur du laboratoire de bactériologie de l'hôpital militaire de Rennes. 1 vol. in-8 de 550 p., avec 200 fig. noires et coloriées .... 8 fr.

Guide pratique de bactériologie clinique, par FELTZ. 1898, 1 vol. in-18 de 332 p., avec fig. noires et coloriées, cart. .... 3 fr.

Les microbes pathogènes, par CH. BOUCHARD (de l'Institut). 1892, 1 vol. in-16 de 304 pages .... 3 fr. 50

Nouveaux éléments de pathologie médicale, par A. LAVERAN et J. TEISSIER, professeur à la Faculté de médecine de Lyon, 4e *édition*. 1894, 2 vol. in-8 de 1866 p., 125 fig. et tracés .... 22 fr.

Manuel pratique des maladies de l'enfance, par les Drs DESPINE et PICOT, 5e *édition*. 1894, 1 vol. in-18 de 916 p., cart. .... 10 fr.

Traité des maladies des nouveau-nés, par le Dr BOUCHUT, 8e *édition*. 1884, 1 vol. in-8, 1128 p., 179 fig. .... 18 fr.

Traité des maladies de l'estomac, par le Dr BOUVERET, professeur agrégé à la Faculté de Lyon. 1893, 1 vol. in-8 de 793 p. .... 14 fr.

Traité des maladies mentales, par le Dr DAGONET, médecin de l'Asile Sainte-Anne. 1894, 1 vol. gr. in-8 de 850 p. .... 20 fr.

Traité pratique des maladies mentales, par le Dr A. CULLERRE. 1889, 1 vol. in-18 jés. de 608 p. .... 6 fr.

Traité des maladies du système nerveux, par les Drs HAMMOND et LABADIE-LAGRAVE. 1890, 1 vol. gr. in-8 de 1300 p. avec 116 fig. .. 20 fr.

Traité d'anatomie pathologique, par COYNE, professeur à la Faculté de médecine de Bordeaux. 1893, 1 vol. in-8, 1040 p., 223 fig. .. 14 fr.

Thérapeutique, Hygiène, Médecine légale, Matière médicale, Pharmacologie.

Traité élémentaire de thérapeutique, de matière médicale et de pharmacologie, par le Dr **A.** MANQUAT, professeur agrégé à l'Ecole du Val-de-Grâce. 3e *édition*. 1897, 2 vol. in-8.................... 22 fr.

Guide et formulaire de thérapeutique, par le Dr HERZEN. 1898, 1 vol. in-18, 450 p.. 5 fr.

Nouveaux éléments de matière médicale et de thérapeutique, par NOTHNAGEL et ROSSBACH. 2e *édition*, 1889. 1 vol. gr. in-8 de 920 p. 16 fr.

Commentaires thérapeutiques du Codex medicamentarius, par GUBLER et LABBÉE. 5e *édition*. 1896, 1 vol. gr. in-8 de 1061 p. 18 fr.

Formulaire officinal et magistral international, par le professeur J. JEANNEL. 4e *édition*. 1887, 1 vol. in-18 de 1044 p., cart..... 3 fr. 50

Formulaire des médications nouvelles, par le Dr Henri GILLET. 1895, 1 vol. in-18 de 300 p., cart.............................. 3 fr.

Formulaire des médicaments nouveaux, par H. BOCQUILLON-LIMOUSIN. 9e *édition*. 1898, 1 vol. in-18 de 300 p., cart.......... 3 fr.

Nouveaux éléments d'hygiène, par J. ARNOULD, professeur à la Faculté de Lille. 3e *édition*. 1895, 1 vol, gr. in-8, 1224 p., 260 fig., cart.. 20 fr.

Traité élémentaire d'hygiène, par le Dr A. BESSON et Ch. ROBINET. 1896, 1 vol. in-8 de 248 p., avec 76 fig..................... 3 fr. 50

Formulaire d'hygiène infantile, par le Dr H. GILLET. 1898, 2 vol. in-18 cart. Chaque .... 3 fr.

Précis de médecine légale, par le Dr Ch. VIBERT. Introduction par le professeur BROUARDEL. 4e *édition*. 1896, 1 vol. in-8 de 912 p., avec 87 fig. et 5 pl. en chromo.................................... 10 fr.

Cours de médecine légale de la Faculté de médecine de Paris, par le professeur P. BROUARDEL. 6 vol. in-8.......................... 54 fr.

— **La mort et la mort subite**. 1895, 1 vol. in-8 de 500 p.... 9 fr.

— **Les asphyxies par les gaz, les vapeurs et les anesthésiques**. 1896, 1 vol. in-8 de 416 p., avec fig. et 8 pl............... 9 fr.

— **La pendaison, la strangulation, la suffocation et la submersion**. 1896, 1 vol. in-8 de 500 p., avec fig. et pl.. 12 fr.

— **L'infanticide**. 1897, 1 vol. in-8 avec fig. et pl............ 9 fr.

— **Les explosifs et les explosions au point de vue médico-légal**. 1897, 1 vol. in-8, avec fig. et pl.................. 6 fr.

— **La responsabilité médicale**. 1898, 1 vol. in-8.......... 9 fr.

Précis de toxicologie, par A. CHAPUIS. 2e *édition*. 1897, 1 vol. in-8 de 700 p., avec 60 fig... 9 fr.

Nouveaux éléments de matière médicale, par CAUVET. 1887. 2 vol. in-18 jésus, ensemble 1750 p., avec 701 fig.............. 15 fr.

Nouveaux éléments d'histoire naturelle médicale, par CAUVET. 3e *édition*. 1885, 2 vol. in-16 de 600 p., avec fig................ 12 fr.

Manipulations de botanique médicale, par HÉRAIL et BONNET. 1891, 1 vol. gr. in-8, 320 p., avec 223 fig. et 36 pl. col., cart... 20 fr.

Nouveaux éléments de pharmacie, par ANDOUARD, professeur à l'Ecole de médecine de Nantes. 5e *édition*, 1898, 1 vol. gr. in-8 de 950 p., avec 200 fig., cart.. 20 fr.

Aide-mémoire de pharmacie, par FERRAND, 5e *édition*. 1891, 1 vol. in-18 jésus de 852 p., 168 fig., cart...................... 8 fr.

Coaltar Saponiné LE BEUF

ANTISEPTIQUE, NI CAUSTIQUE NI VÉNÉNEUX

ANTIDIPHTÉRIQUE, CICATRISANT

ADMIS DANS LES HOPITAUX DE PARIS

Spécialement recommandé dans les **Maladies des Femmes** (*Leucorrhées, Vaginites, suites de Couches, Ulcères*) et dans la **Médecine des Enfants** (*Angines couenneuses, Stomatites, Dartres, Ecoulements strumeux, etc.*).

Également très apprécié pour les soins de la **bouche** qu'il assainit, **de la chevelure** qu'il débarrasse des pellicules, etc.

Le flacon, 2 fr. — Les 6 flacons, 10 fr.

SE MÉFIER DES IMITATIONS

Dans les pharmacies, bien spécifier : **Coaltar Saponiné LE BEUF**

BRONCHITES, CATARRHES, PHTISIE
TRAITEMENT

PAR L'ÉMULSION MARCHAIS

Créosote — Tolu — Glycérophosphate de Chaux

L'**ÉMULSION MARCHAIS** à la Créosote de hêtre est, d'après l'avis unanime des médecins, la préparation créosotée la plus efficace en même temps que la plus inoffensive ; elle diminue rapidement l'expectoration, la toux et la fièvre et active la nutrition. Docteur FERRAND.
Traité de Médecine, 1887.

J'ai eu l'occasion d'employer l'**ÉMULSION MARCHAIS**, avec succès dans les cas de phtisie. Docteur GUIONNET.

Anémie, Chlorose
Leucorrhée, Pâles couleurs, Aménorrhée

PILULES TONI-FERRUGINEUSES

LE GOFF, Pharmacien, 59, rue de Nantes, 59
SAINT-NAZAIRE-SUR-LOIRE

Prix du Flacon, au public. 3 fr.

Pharmacie LIMOUSIN

2 bis, Rue Blanche, PARIS

Appareils à fabriquer l'Oxygène

INHALATEUR A OXYGÈNE

Oxygène contre *Affections pulmonaires, Chlorose, Diabète.*

Chloral perlé Limousin

Hydrate de chloral en capsules dragéifiées

Capsules tænifuges Limousin

Selon la formule du Dr *Crequi,*
16 capsules contre le tænia

Liqueur de Pichi Limousin

Contre les *Affections de la Vessie*

Pichi Lithiné Limousin

Contre les *Manifestations arthritiques*

Teinture de Condurango Limousin

Vin, Saccharolé. — Tonique de l'estomac

Capsulines d'Hypnone Limousin

Pilules antidiarrhéiques Limousin

Au *Tannate d'albumine* et *Benzoate de naphtol*

Compte-gouttes titré Limousin

SACCHARIMÈTRE DU Dr DUHOMME

Albumètre du Dr Boureau, de Tours

www.ingramcontent.com/pod-product-compliance
Ingram Content Group UK Ltd.
Pitfield, Milton Keynes, MK11 3LW, UK
UKHW031834260826
14628UKWH00001B/386

9 782014 104684